Viande de bœuf et riz aux courgettes
Soupe de pommes aux épices
Carpaccio de gambas
Carpaccio de tomates
Emincé de poulet au citron
Carpaccio de concombre au basilic
Salade d'oranges à la cannelle
Dorade en croute de sel
Salade de soja et jeunes pousses d'épinard
Côtelettes d'agneau à la provençale
Haricots verts à la provençale
Fraises à la cardamome et au fino
Tartare de saumon
Salade de mâche
Tartare de poulet
Tartare de légumes
Salade de poires
Marinade de saumon à la noix de coco
Carpaccio de bœuf aux herbes de Provence
Déclinaison de tartares de légumes
Agrumes rafraîchis au pavot
Bar rôti à l'huile d'olive et au sel de Guérande
Carpaccio de canard au poivre 5 baies
Meli-melo de carottes tièdes
Soupe de fruits rouges à la rhubarbe
Loup en papillote au basilic sauce pistou
Carottes provençales
Brochette de volaille
Risotto aux légumes
Ananas grillé à la noix de coco
Crevettes au basilic
Salade de radis
Blancs de poulet farcis aux pruneaux
Salade de fruits
Carpaccio de cabillaud au pistou et salade verte
Brochettes de boeuf
Salade de fraises au café
Courgettes farcies au tartare de bœuf
Côtes d'agneau en croute d'herbes et pistaches
Salade de cerises
Endives farcies au tartare de thon
Emincé de poulet au gingembre

Salade de fraises et bananes à la gelée de fruits
Carpaccio de dorade à la tahitienne
Endives farcies à la viande
Pruneaux au porto
Tomates farcies au tartare de saumon
Carpaccio de bœuf à la viande des Grisons
Salade de carottes aux champignons et aux noix
Salade de fruits épicée
Thon rouge en croute d'épices
Tomates farcies à l'agneau confit et aux fruits secs
Salade de fruits rouges et son sorbet litchis
Melon au magret de canard
Tartare de poulet au jambon cru
Carpaccio de champignons de Paris
Salade de fruits d'automne
Carpaccio de bar au concombre
Emincé de veau au miel de gingembre
Soufflé d'oranges au Grand Marnier
Carpaccio de bœuf à la trévise
Steak tartare aux anchois
Tartare de rouget au fenouil
Salade de mâche aux champignons
Emincé de dinde au jus de gingembre
Salade printanière
Ananas aux épices
Carottes Vichy
Tomates farcies au tartare de bœuf
Thon grillé au coulis de tomates
Soupe glacée de cerises
Tartare de cabillaud aux fines herbes
Emincé de porc a l'ananas
Ananas gratine à la menthe
Tartare de thon au curry
Carpaccio de bœuf et légumes au vinaigre
Soupe de fraises au bordeaux blanc sec
Pointes d'asperge et leur queue de langouste
Epinards à la dorade
Poêlée de fruits aux épices
Salade de pissenlit au magret de canard
Carpaccio de bœuf aux champignons
Risotto aux girolles
Poires farcies aux figues

Viande de bœuf et riz aux courgettes
Soupe de pommes aux épices
Carpaccio de gambas
Carpaccio de tomates
Emincé de poulet au citron
Carpaccio de concombre au basilic
Salade d'oranges à la cannelle
Dorade en croute de sel
Salade de soja et jeunes pousses d'épinard
Côtelettes d'agneau à la provençale
Haricots verts à la provençale
Fraises à la cardamome et au fino
Tartare de saumon
Salade de mâche
Tartare de poulet
Tartare de légumes
Salade de poires
Marinade de saumon à la noix de coco
Carpaccio de bœuf aux herbes de Provence
Déclinaison de tartares de légumes
Agrumes rafraîchis au pavot
Bar rôti à l'huile d'olive et au sel de Guérande
Carpaccio de canard au poivre 5 baies
Meli-melo de carottes tièdes
Soupe de fruits rouges à la rhubarbe
Loup en papillote au basilic sauce pistou
Carottes provençales
Brochette de volaille
Risotto aux légumes
Ananas grillé à la noix de coco
Crevettes au basilic
Salade de radis
Blancs de poulet farcis aux pruneaux
Salade de fruits
Carpaccio de cabillaud au pistou et salade verte
Brochettes de boeuf
Salade de fraises au café
Courgettes farcies au tartare de bœuf
Côtes d'agneau en croute d'herbes et pistaches
Salade de cerises
Endives farcies au tartare de thon
Emincé de poulet au gingembre

Salade de fraises et bananes à la gelée de fruits
Carpaccio de dorade à la tahitienne
Endives farcies à la viande
Pruneaux au porto
Tomates farcies au tartare de saumon
Carpaccio de bœuf à la viande des Grisons
Salade de carottes aux champignons et aux noix
Salade de fruits épicée
Thon rouge en croute d'épices
Tomates farcies à l'agneau confit et aux fruits secs
Salade de fruits rouges et son sorbet litchis
Melon au magret de canard
Tartare de poulet au jambon cru
Carpaccio de champignons de Paris
Salade de fruits d'automne
Carpaccio de bar au concombre
Emincé de veau au miel de gingembre
Soufflé d'oranges au Grand Marnier
Carpaccio de bœuf à la trévise
Steak tartare aux anchois
Tartare de rouget au fenouil
Salade de mâche aux champignons
Emincé de dinde au jus de gingembre
Salade printanière
Ananas aux épices
Carottes Vichy
Tomates farcies au tartare de bœuf
Thon grillé au coulis de tomates
Soupe glacée de cerises
Tartare de cabillaud aux fines herbes
Emincé de porc a l'ananas
Ananas gratine à la menthe
Tartare de thon au curry
Carpaccio de bœuf et légumes au vinaigre
Soupe de fraises au bordeaux blanc sec
Pointes d'asperge et leur queue de langouste
Epinards à la dorade
Poêlée de fruits aux épices
Salade de pissenlit au magret de canard
Carpaccio de bœuf aux champignons
Risotto aux girolles
Poires farcies aux figues

30天，年輕10歲

30 jours ans de moins sans chirurgie

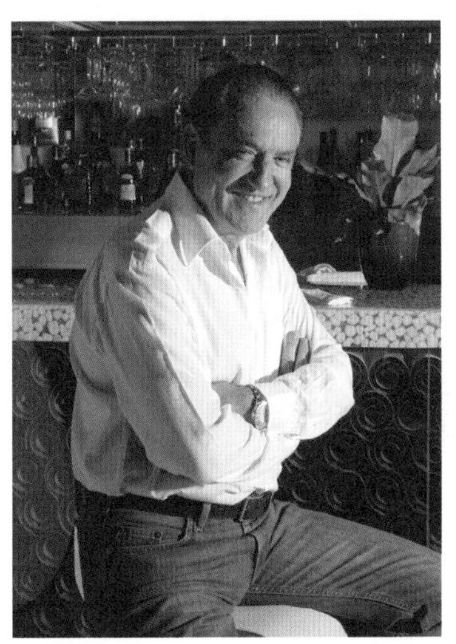

Claude Chauchard

蕭夏 博士 著

HOTEL
LE BRISTOL
PARIS

在地球上，每個人都沒有絕對能力去掌握
生命的長短，但卻絕對有能力去掌控生命
的質量。生命可分為——精神上和體格上
精神上，人們靠不斷的學習和實踐
讓生命發光發熱！！
體格上又怎樣呢！！靠醫生？靠藥物？
沒錯！當體格出現問題時絕對正確
但是古語有云"藥補不如食補"
所以人們該在還沒出現問題之前
"小心飲食"
適當的飲食配合適當的運動就能使
你們有更好的體格去面對生命！！
問題又來了！！何謂適當！！就在這個時
候他的出現讓我理解健康基本的道理
從而進一步了解自己的需要，最後找到
絕對適合自己的"適當"這一切讓
我終生受用！！
感謝你 我的好朋友 Dr. C.C.
永遠的朋友"蕭亞先生"

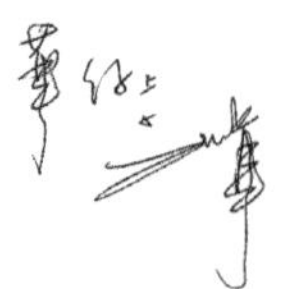

P.S. 希望世上人能透過他"Dr. C.C."的
解說找到健康的根源！！

112, rue du Faubourg Saint-Honoré 75008 Paris France.Tél: 33 (0)1 53 43 43 00. Fax: 33 (0)1 53 43 43 01
http://www.lebristolparis.com E-mail: resa@lebristolparis.com

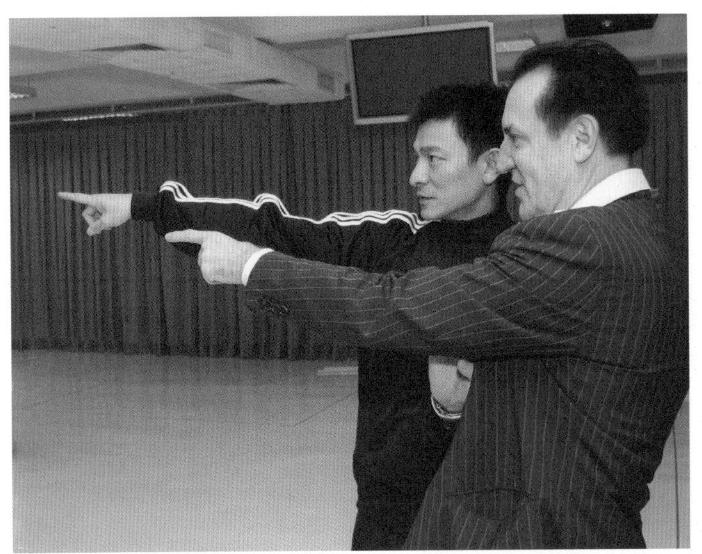

蕭夏博士與劉德華（華仔）
左圖 華仔寫給蕭夏博士的親筆信

在地球上，每個人都沒有絕對能力去掌控生命的長短，但卻絕對有能力去掌控生命的質量。生命可分為——精神上和體格上：精神上，人們靠不斷的學習和實踐讓生命發光發熱！體格上又怎樣呢？靠醫生？靠藥物？沒錯！當體格出現問題時絕對正確，但是古語有云「藥補不如食補」，所以人們該在還沒出現問題之前，「小心飲食」，適當的飲食配合適當的運動就驅始你們有更好的體格去面對生命！問題又來了！何謂適當？就在這個時候，他的出現讓我理解健康基本的道理，從間進一步了解自己的需要，最後找到絕對適合自己的「適當」，這一切讓我終生受用！

感謝你，我的好朋友Dr.C.C.
永遠的朋友蕭夏先生
華仔上

p.s.希望世人能透過Dr.C.C.的解說，找到健康的根源！

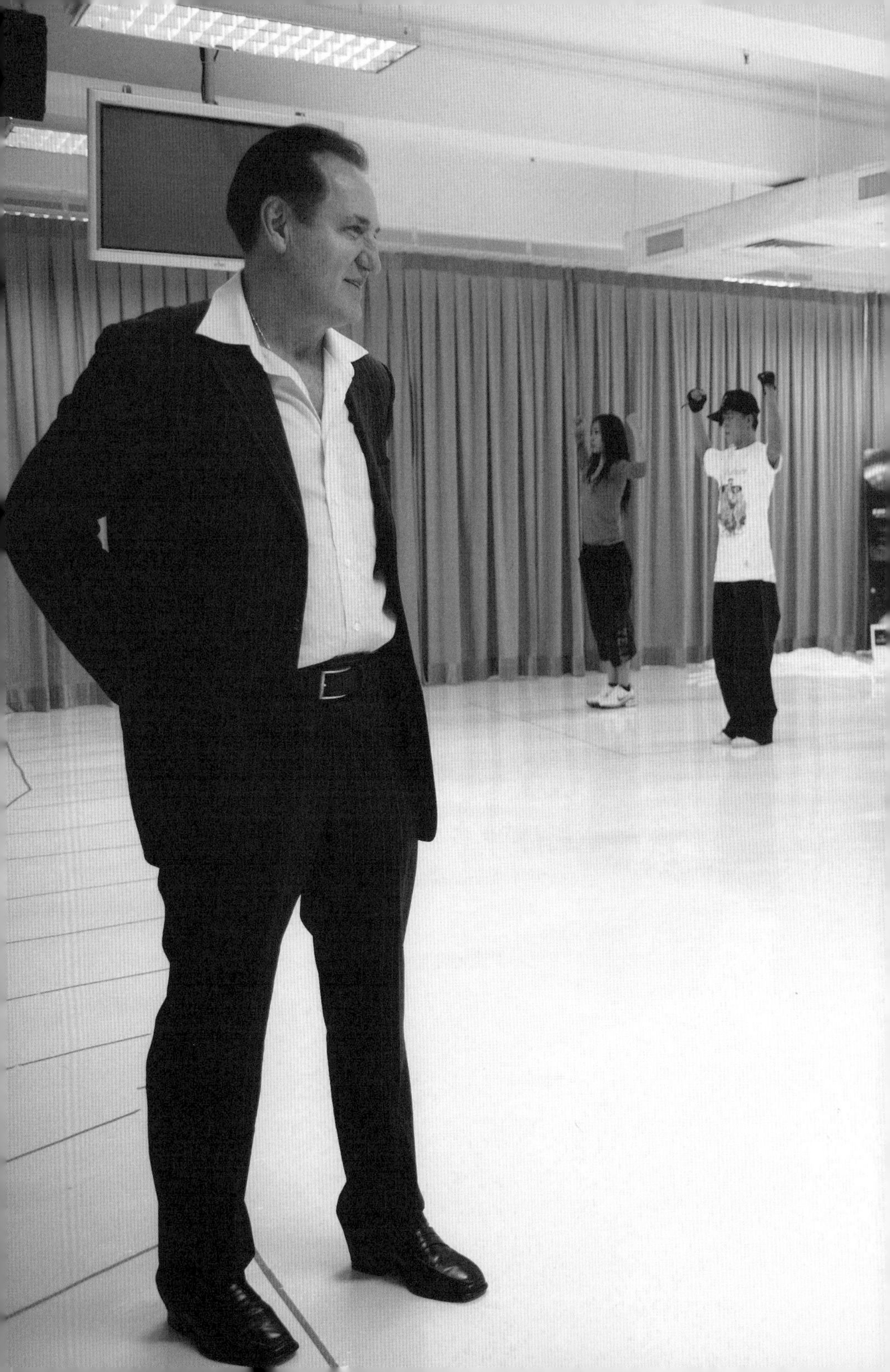

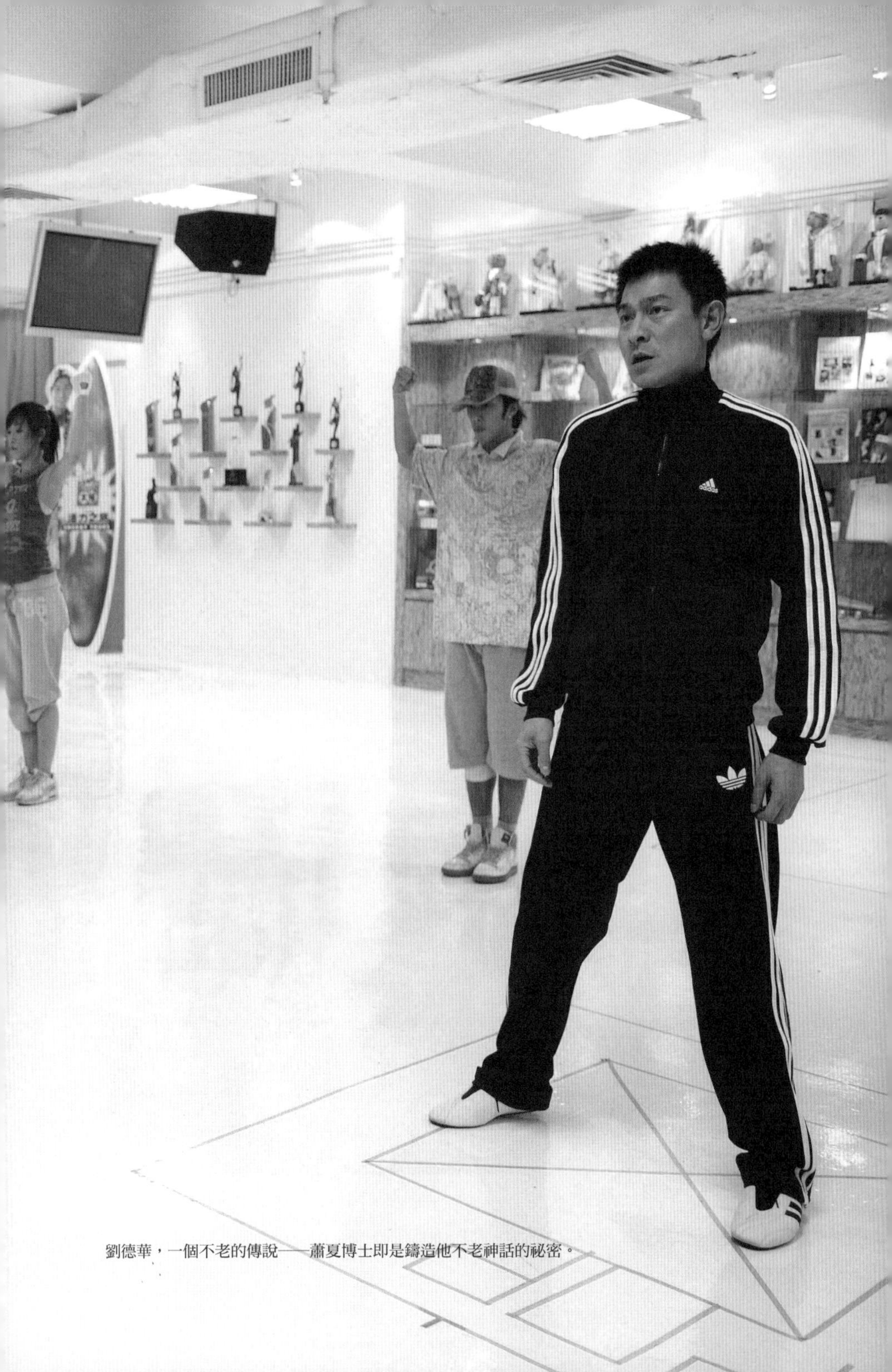

劉德華，一個不老的傳說——蕭夏博士即是鑄造他不老神話的秘密。

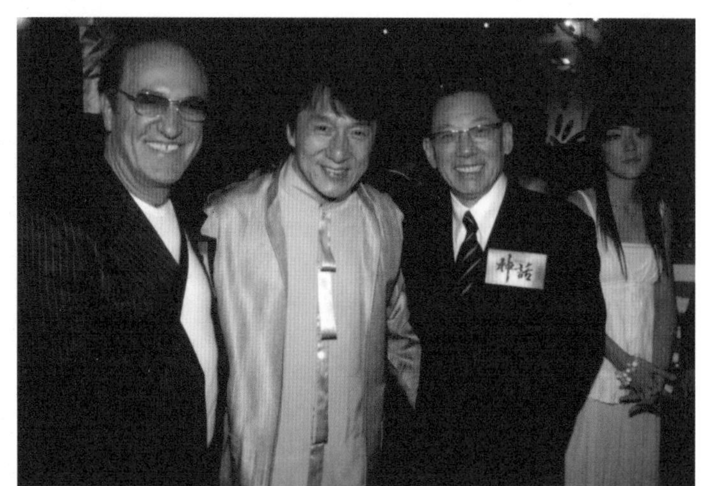

成龍、楊受成（英皇娛樂集團主席）與蕭夏博士合影

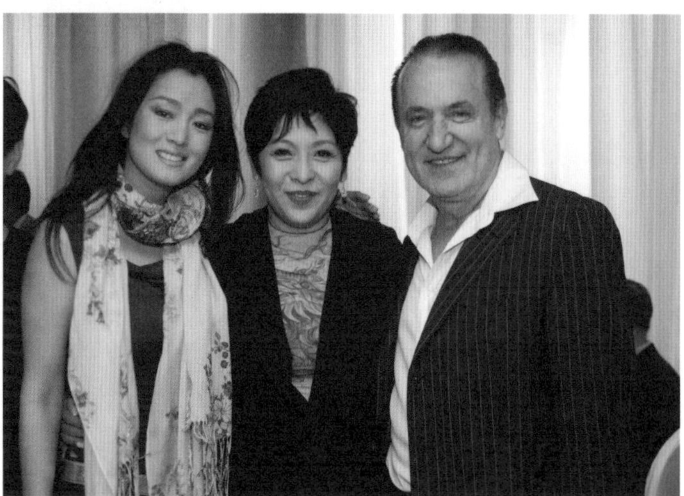

鞏俐與蕭夏博士合影

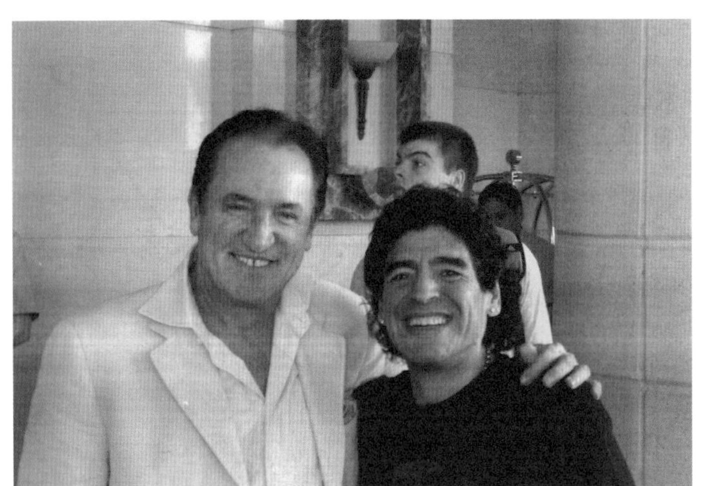

蕭夏博士與球王馬拉度納相識多年

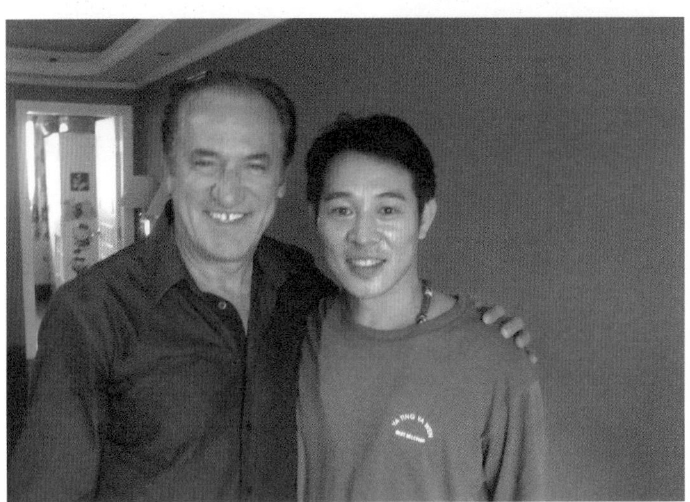

蕭夏博士與巨星李連杰合影

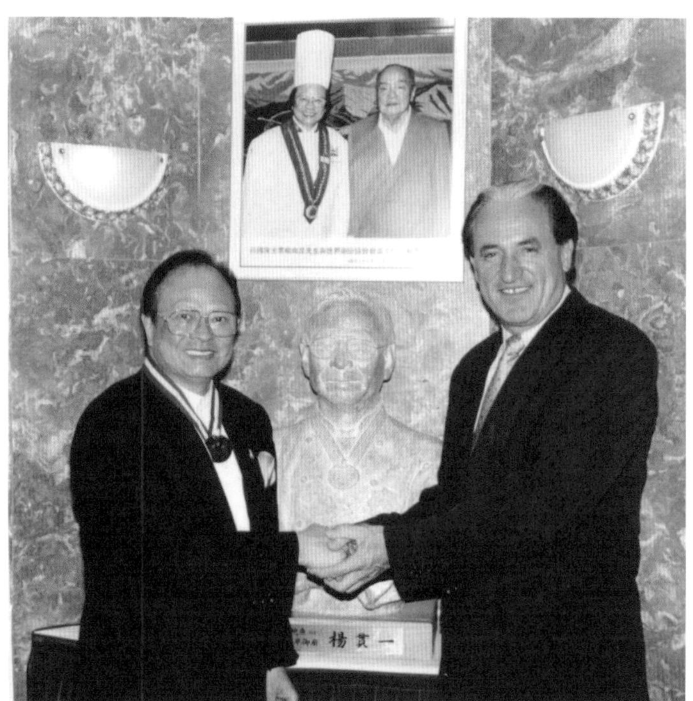

楊貫一與蕭夏博士合影

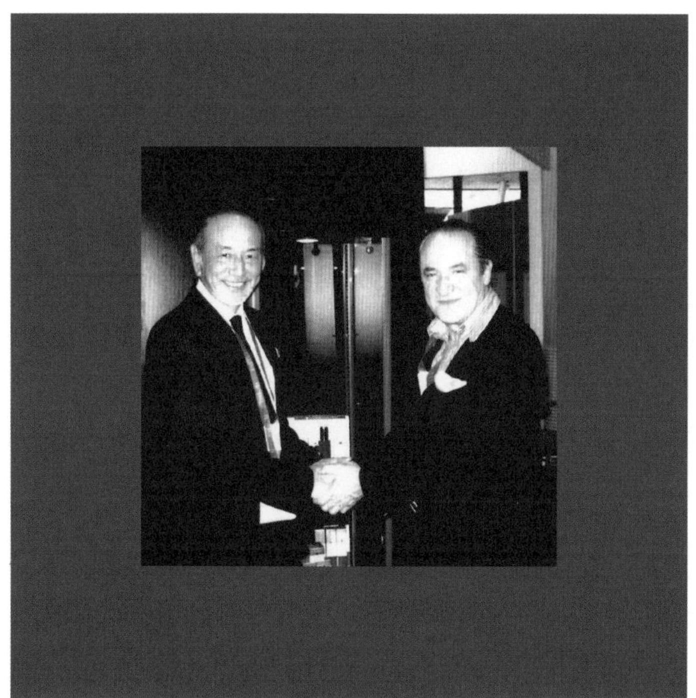

日本松尾大廚 Kozo Matsuo 與蕭夏博士攜手打造健康食譜

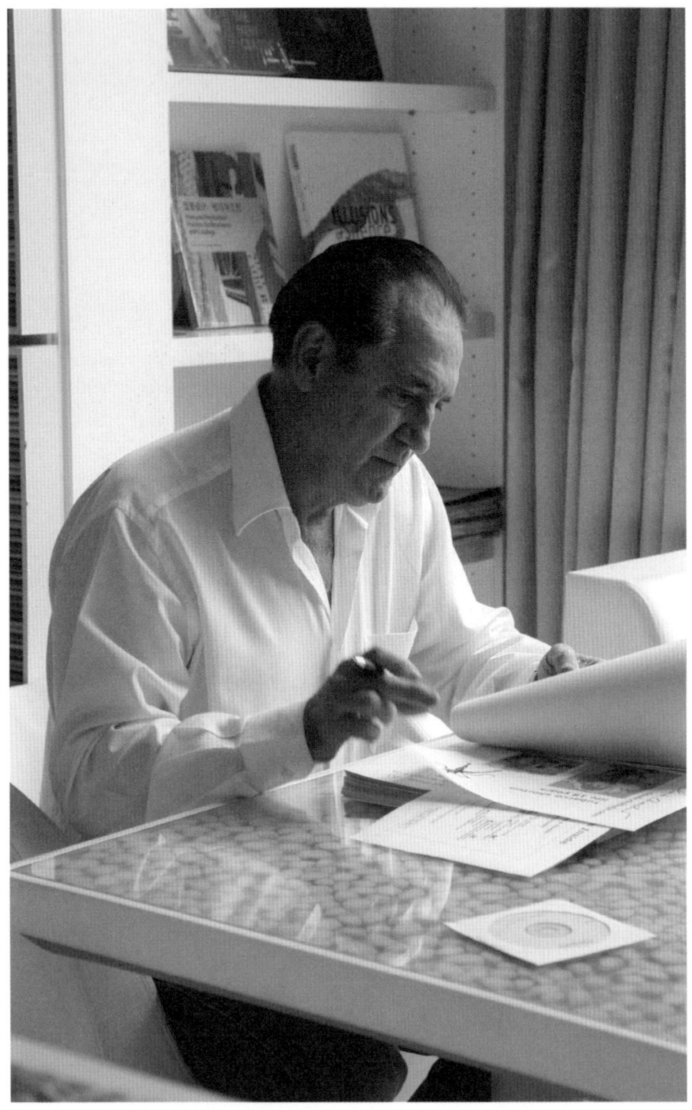

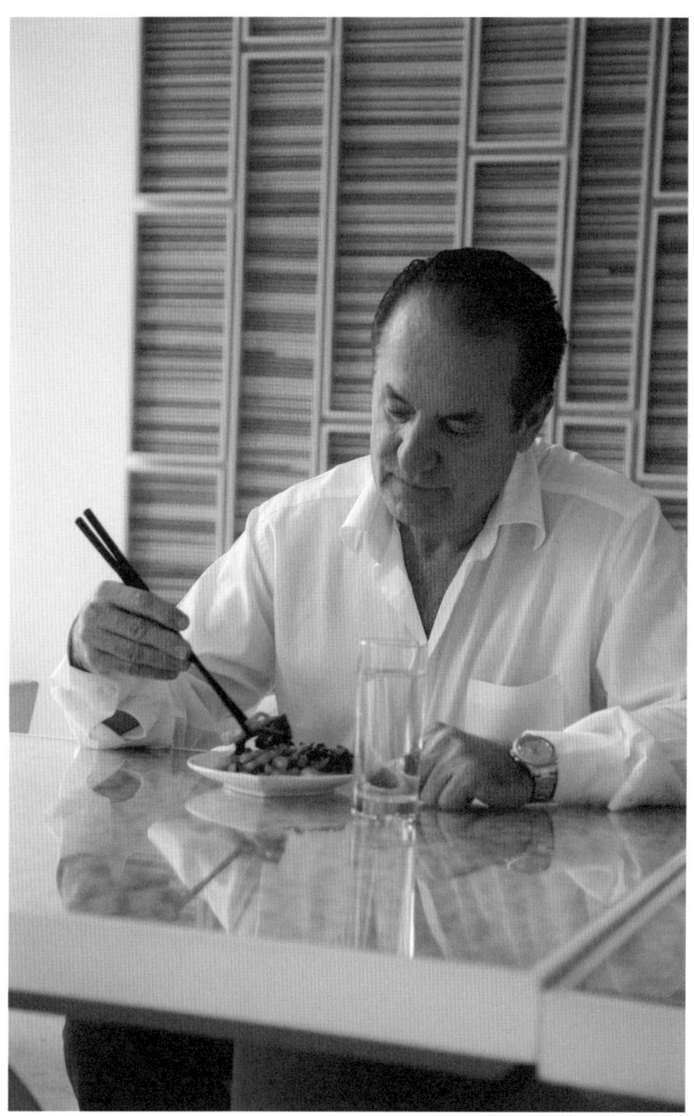

健康生活，健康飲食

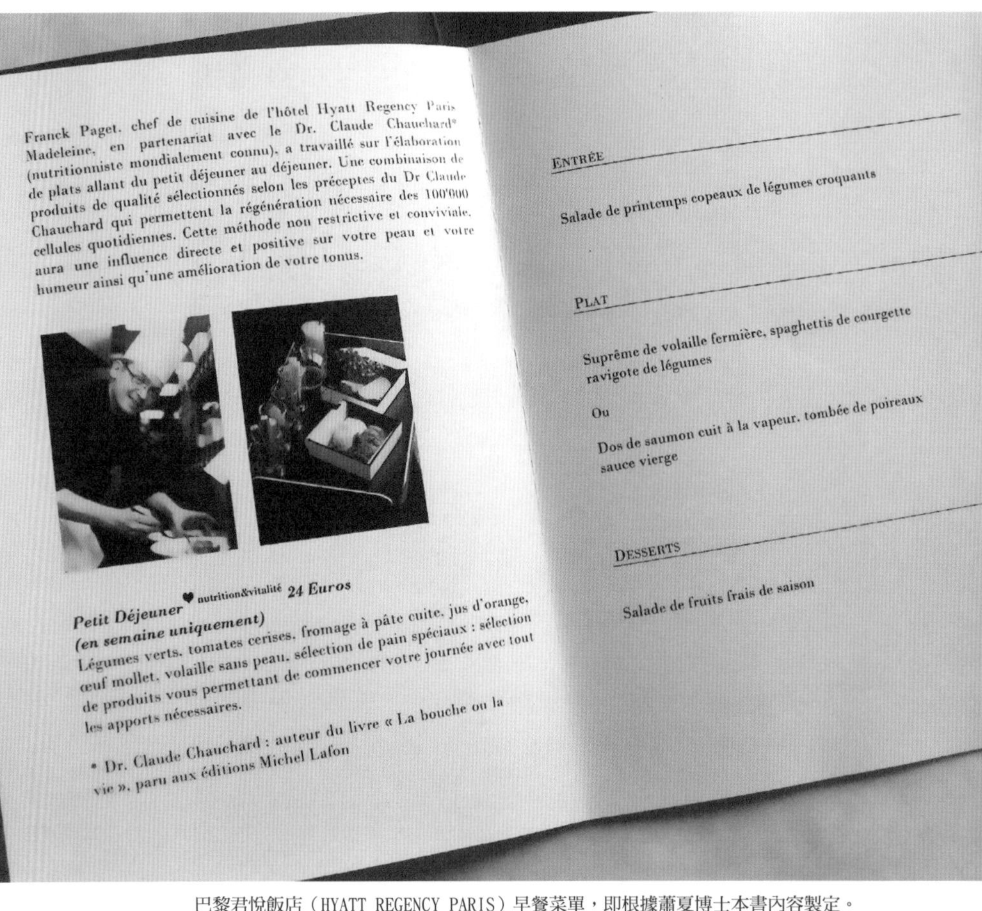

Franck Paget, chef de cuisine de l'hôtel Hyatt Regency Paris Madeleine, en partenariat avec le Dr. Claude Chauchard* (nutritionniste mondialement connu), a travaillé sur l'élaboration de plats allant du petit déjeuner au déjeuner. Une combinaison de produits de qualité sélectionnés selon les préceptes du Dr Claude Chauchard qui permettent la régénération nécessaire des 100'000 cellules quotidiennes. Cette méthode non restrictive et conviviale, aura une influence directe et positive sur votre peau et votre humeur ainsi qu'une amélioration de votre tonus.

Petit Déjeuner ♥ nutrition&vitalité ***24 Euros***
(en semaine uniquement)
Légumes verts, tomates cerises, fromage à pâte cuite, jus d'orange, œuf mollet, volaille sans peau, sélection de pain spéciaux : sélection de produits vous permettant de commencer votre journée avec tout les apports nécessaires.

* Dr. Claude Chauchard : auteur du livre « La bouche ou la vie », paru aux éditions Michel Lafon

ENTRÉE

Salade de printemps copeaux de légumes croquants

PLAT

Suprême de volaille fermière, spaghettis de courgette ravigote de légumes

Ou

Dos de saumon cuit à la vapeur, tombée de poireaux sauce vierge

DESSERTS

Salade de fruits frais de saison

巴黎君悅飯店（HYATT REGENCY PARIS）早餐菜單，即根據蕭夏博士本書內容製定。

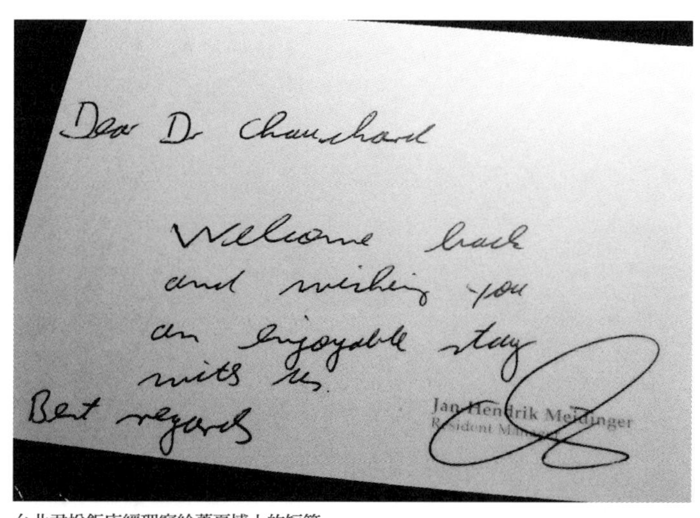

Dear Dr Chauchard

Welcome back
and wishing you
an enjoyable stay
with us.

Best regards

Jan Hendrik Meidinger
Resident Manager

台北君悅飯店經理寫給蕭夏博士的短箋

Sommaire

目錄

Introduction

年輕的祕密

在世界上很多地方，您可以找到各類的書籍，尤其是有關大自然現象的書，那些對我們看來有點「遙遠」的主題，似乎只是合乎我們求知的渴望。如果您想了解火星，或是認識菇菌的生長過程，那麼我建議您先認識自己。這是一個很簡單，卻也很複雜的主題。很簡單，是因為在我們看來很清楚、自然，就像本來就該知道的。很複雜，是因為其中的影響深遠，多認識我們的身體，就可以活得好一點，長一點，年輕一點。

這不是一本人體的醫學理論書，而是一本讓您年輕的指南。

在學校生物課裡所學的，我們覺得不夠。教授教您分辨脛骨、髖骨、胰、胃、右腦及左腦，可是，這樣您就了解身體了嗎？如果我告訴您，聖彼得廣場和拉特蘭聖約翰大教堂不在同一個地方，您就認為自己認識羅馬了嗎？就算我再告訴您許願池噴泉（Trevi）不是貝里尼（Gian Lorenzo Bernini）的作品，而是沙維（Nicola Salvi）設計的，也一樣。這種知識的缺點是：不變。而我們的自然科學書本和地理課本一樣，都缺少了最重要的一個元素：就是變。身體會變，它無時無刻不變，還有認識身體變化的方法也演變得很快。

這種「身體的變」就是老化；而認識身體演變的方法，就是抗衰老醫學。

從哪裡開始談呢？基礎上，一切都是平衡，第一是荷爾蒙的平衡。一方面，分解代謝荷爾蒙會破壞肌肉、骨骼，另一方面，合成代謝荷爾蒙可組合蛋白質，促進肌肉、骨骼的生長。前者如皮質醇（cortisol，又稱氫化可體松），後者如生長激素、性激素。人類在青春期以前，受到合成代謝荷爾蒙的影響較大，促使人體成長發育。在這個階段，從生物上，我們可以觀察到性激素和生長激素的分泌，而只有微量的皮質醇。在成人的階段，生長激素和皮質醇的分泌量相當。到了老化的時期，皮質醇的分泌量增高，而合成代謝荷爾蒙則減低。

我認為，生命有三個坡段，起初是上坡，一直成長至30歲左右，中間是成年期，大約至五、六十歲，後面便是下坡，直至最後——生命結束。當然這一刻最好是越晚來到越好，您期盼的是延長生命力。如果第一階段的上坡路，大家從醫學的角度看來都相當順利，下坡這一段最好是能以不同的方式發展。預防醫學只有一部分注意替代荷爾蒙的理論。但是，我們只在這個序言中談及荷爾蒙，關於這個主題已有很多研究，大家有興趣可以參考我以前的書籍。我在這本書中要談的是新的發現，可以立刻改變您的生命。我提出的是一種全新、獨到的方法。

我當然認為，老化是一種普遍的現象，有一定的進程。但是每個人的生活方式，也會造成加速、全面性的老化。如果進入了生命的下坡期該怎麼辦呢？如何將生命的平衡階段——最完美的狀況延長些時日呢？請遵行這本指南。本書以最誠懇的方式，向您說明年輕的祕密，是您從來沒聽說過，會讓您大吃一驚的事實，這些都是最近抗衰老科學的新發現。

我把這本書規劃成一本旅遊指南，我希望帶您發現您自己的身體，如我們拿著指南去旅遊一般。認識會改變的部分，知道哪裡好吃、好住，不可錯過的景點，該準備什麼等等。總之，發現新地方。全程需要一個月，即30天，這其實也是遊客了解一個城市所需要花的時間。用30天來好好認識自己的身體，然後，讓自己看起來更年輕！

我以這種「每日新知」的方式和您對談，首度談到細胞膜發炎，我會跟您解釋什麼是發炎的定義、反應，以及它是如何在體內發生的，是什麼因素促成的，為什麼這些細胞膜會氧化、僵硬、老化。我將這些現象稱為「毒害」（intoxycas），我認為發炎是最重要的因素，這是最新的科學認知，說明了為什麼細胞會老化，接著說明其他引起發炎的現象。「毒害」談的是七個引起老化最嚴重的反應，發炎和引起發炎的原因，發炎是細胞老化的最原始緣由；此外，還包括抗胰島素、氧化、糖化、脂肪酸和壓力等，這本指南將逐一談論以上的七種反應。

我希望這些可以給您非常確切的概念，使您可以立刻將其付諸實行。為了證明我的想法很實用，我為您設計了一套「短期最佳營養食譜」，只需4天，就能讓您有再生的感覺，讓您的細胞再生，尤其是臉部細胞。這就是我所稱的「立即亮麗的新膚色」。這個短期的食譜結合了抗發炎、抗自由基、抗糖、控制胰島素和給予細胞營養的菜單，可以立刻改變您的外表，帶給您新的生活。

您可以看到最明顯的改變會是臉部深皺紋變淡，幾個星期之後，如果您繼續遵從我的「活力年輕營養時段」計畫，您可以享受到前所未有的青春，使時間倒轉好幾年。這個飲食計畫可以修補我們器官的細胞，這便是其中的奧妙和獨到之處。

我在這裡向您介紹的是我開出的最好的處方，和我自己在抗衰老研究中「最驚人的發現」。今天，我們可以活到150歲，甚至更長。我的建議是讓您學習如何保持活力。我可以和您打個賭：照這個處方，30天可以讓您年輕10歲！這個賭注，您沒有任何損失，最多是——年輕10歲。

開始吧，花點時間了解我的說法，時間是最好的證明！

Reconnaissance

感謝詞

我謹將此書獻給松尾大廚（Kozo Matsuo），在他的幫助下，此書才得以問世。《30天，年輕10歲》的首版發行後，我遇到了松尾大廚。因為我們有共同的朋友，所以他在認真閱讀了我的作品後，通過我的出版社試圖與我聯繫，由此我們得以相遇。

這本書是寫給哪些讀者的呢？我希望寫給所有渴望生活得更好、更長壽的人們，還有那些已經閱讀過我先前作品的數百萬讀者，他們在世界的不同角落理解並實踐著我的理念。由於眾多讀者期待著《30天，年輕10歲》的後續作品，使我重新投入工作，準備了本書的第二部分，揭示了延緩衰老的祕密，加上配套的食物搭配表格和食譜，會令您明天更年輕。

我希望能夠通過系列烹飪研討會「餐前飲食的發明」和「更適合人體健康的餐飲」，來長久維持我們的合作關係。我們將在馬來西亞或其他地方組織為期7天的訪問，讓人們重視自己的身體和活力。

1948年出生的松尾大廚與我算是同時代人，但他比我年輕幾歲，是位幸運兒。松尾先生曾在法國巴黎的美心（Maxim）餐廳和蒙地卡羅的巴黎賓館工作，還有著名的Lasserre和Troisgros餐廳。松尾大廚完成學業後，於1979年回到日本，經營起了自己的第一家餐廳——澀谷松濤餐廳。

2000年松尾大廚在日本獲得文化榮譽勳章。因此他將兩種文化相結合，提出了日本人所稱的「藥食同源」，也就是疾病可以通過美味和平衡的飲食來避免。這是完全正確的，您也將漸漸地理解為什麼我們會在這些項目中相互攜手。就像他說的，我們成為了「心有靈犀的好拍檔」。

我們一起研究食物搭配表格與食譜，並完美結合我的「營養時段」理念。 我將詳細地向您解釋這個「時間段」的飲食計畫，就如松尾大廚所說的一樣，用英語我稱作：timely nutrition（分時間的營養），用法語我則用zone（時間段）來替代time（時間），因為在我們法國，人們更易於理解zone這個概念。

「營養時段」是：每天我們根據四個時間分段來更好地攝取營養和分配飲食，這四個時間段分別為：7～9點、12～14點、16～17點、19～21點。

在書中，我用一個完整的章節來解釋這個理念。很久以來，我們非常清楚，一天之中，早餐是至關重要的（早餐要吃好）。另外兩頓主餐同樣要根據以下原則：「午飯要和朋友一起吃（午飯要吃飽），將晚飯送給敵人吃（晚飯要吃少）。」您肯定明白其中的道理……最後，下午4點曾被我們祖母推崇的下午茶，又成了時尚，讓我們能在良好的體力支持下結束一天的工作。所有這些簡單有益的原則都包含在本書當中，我盡力提煉出資訊精髓來定義並使「營養時段」計畫個性化。

我們需要好好動腦筋來合理調配每天的飲食。松尾大廚專研於烹調，例如，他用檸檬汁、橄欖油或是葡萄酒把食材泡製3～24小時。他有很多個性化的烹調法。您還將了解什麼是白汁紅肉，烤鳳梨和芥末蛋黃醬等……

我在本書中將展現松尾大廚的所有才華，並讓您垂涎欲滴，渴望立即閱讀本書……

我要感謝松尾大廚給予我的一切幫助，以及所有讀者和同樣具有才華的您。 祝您閱讀愉快，擁有好胃口！

1

我的這本書不是生物教科書，
您也不是醫學院的學生。
這些理論都和自我息息相關，
我最感興趣，
也是和您最有關係的是您的「健康」。

年輕指數測驗

衰老的斜坡，每個人以不同的速度滑落。
那是一段不平均的坡度，有些人摔得比較快。
——西蒙波娃

每個人老化的速度不同。這種個人之間的差異，引起了科學家的興趣，開始研究生理的時間標記，測量我們的生理年齡以及健康資本。與健康相關的項目包括：骨質、荷爾蒙、視力、肺、活動力、血液循環系統、壓力和氧化程度等。我們把這些設計成簡單易答的問題，讓您了解有些您以為是「有益身心」的事，其實對生理也有影響。但這個測驗只是概略的，並不能替代醫學上的身體檢查。

1. 您的身體指數是多少？
   身體指數的計算法是將您的體重，除以身高（公尺）的2次方。
   例如：您的體重75公斤，身高183公分，那麼您的**身體指數**便是75／1.83×1.83，趕快去找個計算機來算算！
   A.18以下，或30以上
   B.18或25～30之間
   C.19～24之間
2. 您的血壓有多高？
   如果您不知道，那麼很可能是正常的，但還是去測量一下吧！
   A.150（收縮壓）／95（舒張壓）以上
   B.150／95至140／90之間
   C.140／90～120／80之間
   D.120／80以下
3. 您的飲食習慣：
   A.您注重食物的品質，三餐均衡。
   B.有時大量進食，有時又不吃。
   C.您最喜歡吃速食，蔬菜吃得不多。

4. 一天吃幾餐？
A.三餐(早、中、晚)，有時還加下午茶。
B.晚餐吃得最豐盛，不吃早餐，午餐視情況而定。
C.2個正餐（早餐、晚餐，午餐隨興）。

5. 您是否經常攝取蔬菜、水果？
A.每週2～3次　B.每天1次　C.一天好幾次

6. 您喜歡什麼樣的肉質？
A.烤得很熟　B.烤半熟　C.不用火烤

7. 薯條呢？
A.炸很焦　B.稍黃　C.金黃

8. 您喜歡何種魚肉？
A.油脂厚（鮭魚、鮪魚、沙丁魚）　B.煙燻　C.其他

9. 您喜歡甜食或是餅乾嗎？
A.非常喜歡　B.普通　C.完全不喜歡

10. 您的腰圍是多少？
男性　A.105公分以上　B.95～105公分之間　C.95公分以下
女性　A.80公分以上　B.70～80公分之間　C.70公分以下

11. 20歲至今，您增加了幾公斤？
A.10公斤以上　B.5～10公斤　C.5公斤以下

12. 您一天喝多少水（果汁、茶）？
A.1.5～2.5公升　B.1～1.5公升　C.1公升以下

13. 您喝酒嗎？
A.一天好幾杯，也喝烈酒
B.一天2～3杯，但不喝烈酒
C.一天少於1杯
D.滴酒不沾

14. 您抽菸嗎？
A.抽　B.不抽　C.最近戒了

15. 您一天抽多少菸？（1支中等雪茄=3支菸，1支菸斗=5支菸）
A.10支以下　B.偶爾抽1支　C.10支以上
D.不抽菸

16. 每天睡多久？

A.7～9小時　**B.**5～7小時　**C.**約5小時，起床後感到疲倦。

17. 每週運動幾小時？

A.5小時以上　**B.**3～5小時　**C.**1～3小時

D.不運動

18. 您對陽光的態度如何？

A.夏天，我會做幾小時的日光浴，沒抹防曬油。
冬季則做紫外線照射。

B.做防曬措施，且不長時間曝曬在陽光下。

19. 您對皺紋的感受如何？

A.沒感覺

B.實在沒法子忍受鏡子裡自己的模樣

C.您做過美容手術（注射、手術）

20. 您的感情生活？

A.感情美滿　**B.**單身但樂在其中

C.感覺孤單，感情有缺憾。

21. 性生活如何？

A.一週3～4次　**B.**一個月2～3次　**C.**沒有

22. 您是一個什麼樣的人？

A.經常緊張　**B.**通常很放鬆

C.非常平靜，隨時都很放鬆。

23. 您對自我生命的看法？

A.大致算滿意　**B.**還有改進的空間

C.大都不滿意，希望能有更大的改變。

24. 您的職場生涯？

A.雖然有壓力，但是感到有成就感、愉快。

B.食之無味，棄之可惜，有點煩。

C.壓力太大，完全感受不到成就感或愉悅。

25. 您的工作場所是一個污染的地方，有職業傷害的可能性？

A.是　**B.**沒有　**C.**不清楚

26. 家庭病史中是否有心血管疾病、癌症、糖尿病或精神疾病？
A.有很多病例　B.幾個病例　C.1～2個　D.沒有

27. 您的父母或是祖父母是否活過75歲？
A.沒有　B.1個　C.2個　D.2個以上

28. 您住在哪裡？
A.城市　B.鄉間　C.分別居住城市與鄉間

29. 吃過飯後，您有沒有以下的感覺？
A.還想再吃　B.頭痛　C.脹氣　D.流鼻涕　E.都沒有

30. 您有沒有服用抗氧化劑（如維生素C、維生素E等）？
A.固定服用　B.偶爾　C.沒有

31. 您有沒有做C反應蛋白的測試？
（CRP,C-Reactive Protein，原當作發炎指標，已發展到預測心臟病和腦中風等血管硬化疾病的危險上。）
A.有，而且我知道結果。
B.聽過，但是沒做過測試。
C.從來沒聽過

32. 您有沒有服用Omega-3？
（某種多元不飽和脂肪酸，多含於深海魚類。）
A.每天2～3克　B.每天低於1克　C.沒有

33. 您的生活型態如何？
A.總是匆匆忙忙　B.忙，但是忙中有序　C.悠閒

答案

將每個答案的得分加總統計出來，算出您的年輕指數。

	A	B	C	D	E
1:	1	2	3		
2:	0	3	2	1	
3:	3	2	1		
4:	3	1	2		
5:	1	2	3		
6:	1	2	3		
7:	1	2	3		
8:	3	1	2		
9:	1	2	3		
10:	-1	0	1		
11:	0	1	3		
12:	3	2	1		
13:	-1	1	3	4	
14:	-1	4	0		
15:	0	1	-1	4	
16:	3	2	1		
17:	3	2	1	0	
18:	1	3			
19:	2	0	1		
20:	3	2	1		
21:	4	2	0		
22:	1	2	3		
23:	3	2	0		
24:	3	2	1		
25:	-2	1	0		
26:	0	1	2	3	
27:	0	1	2	3	
28:	-1	2	1		
29:	-1	-1	-1	-1	2
30:	3	2	1		
31:	3	2	1		
32:	3	2	1		
33:	-1	1	2		

得分結果分析

70分以上

您的生活習性和心態，讓您青春長駐，您的生理年齡和外表一定比您的實際年齡小，您看起來可能年輕7、8歲，太好了！繼續以這種方式生活，保持身心平衡，讓健康資本繼續成長，做一個永遠健康的人。

50~70分

欲保持年輕的習性、心態尚佳。您的生理年齡和外表看起來和您的實際年齡差不多。別忘了：老化的速度會隨著年齡加快。改變一些壞習慣，遵守這本指南的方法，您可以提高生命力資本。

50分以下

為了保持年輕的習性、心態不佳。小心，快速老化的時間幽靈緊盯著您，您的生理年齡一定比實際年齡大一些，您可能看起來要老5、6歲，可惜喲！該下定決心做些改變。首先要改變的是您的生活方式，讓老化的天平盡快平穩下來，停止繼續傾斜，保持生命力。不要等到身體亮起紅燈才去找醫師，預防勝於治療。

本年輕指數測驗僅供參考，無法取代醫院的健康檢查。

Tome 1
Chapitre 1

關於年輕的對話

我們將以關心健康生活的問答模式揭開本書序幕，以下是抗衰老專家蕭夏博士和他的明星朋友圍繞「年輕」這個話題展開的對話。

Q. 我還年輕，這本有關老化的書，對我有什麼幫助？

A. 這不是一本專門寫給老人的書，而是寫給所有想健康生活，活得久、活得好的人。老人家也可以從這本書中學習如何延緩衰老的速度。這本書是寫給所有成年人看的，我們並不是進入老年才開始老化，而是從出生第一天就開始成長、老化。這場生理的哥白尼革命，至今還沒有被人完全接受，更沒有進入飲食生活的習慣中。活得久，只是其中的一個目標，我們想要增加的不只是幾年生命，而是在這些歲月中提高生命力和生活的品質。總之，就是變年輕！

年輕的光陰很短暫，受到生長激素的催促，在長滿面皰的日子中飛閃而去，一如作家保羅・尼桑（Paul Nizan）在他的《Aden Arabie》一書中所說的，「我20歲，絕對不允許任何人說，那是生命最美的歲月……」因為直到生命的盡頭，才能回顧論斷。在成年與死亡之間，每個人都有一段長短不一的生命，我們通稱其為成熟期，成年人的歲月，也是生命的活動期，我們在這段期間工作，享受生命、愛情。

Q. 一個人的成熟年齡、成年生命有多少年？

A. 有些人60歲就退休了，有些人75歲還承擔著重責大任。我們每個人都認識一些「未老先衰」的人，也一定見過一些80歲的年輕人。成熟年齡的長短，每個人都不同，每個人老化的速度不同，老化的狀況也不同。您很難想像《小婦人》中的伊莉莎白・泰勒，怎麼會變成今天的模樣。但是別忘了，史恩・康納萊30歲時是帥哥，到70歲依然魅力無窮。對每個人來說，這是同樣的問題。有些人任由時光流走，不把握，不抓緊，更不去控制；有的人則喜歡小心處理這份最珍貴的禮物，保持生命的品質。

Q.「我不要小心翼翼地過日子，我要充分地享受生活，該發生的就讓它來吧。」如果有人這樣說，您如何回答？

A. 今天，看起來老，是自己的選擇。我們可以選擇像史恩・康納萊一樣，變成一個迷人的老人，或是老到雞皮鶴髮。當然，大家都知道，這也不是什麼新鮮事：「我早就知道了。」「我會注意。」「我會經常鍛鍊身體。」……如果您還是選擇虛耗青春，就要有心理準備，到時候可能得接受身體加速老化的事實。

Q. 我當然會注意自己的飲食，中學畢業以後就不做什麼運動了，但是我會去住家附近的健身中心，去年還去參加了海洋健身運動，瘦了3公斤，那一個月氣色真是好極了。可是，回去上班以後，緊張、加班，身體當然又胖起來了……

A. 我們每天的生命就像巴爾扎克小說中所形容「疲倦的行囊」，每天都鬆弛一點。我們像一支蠟燭，兩頭燃燒。工作和生活兩邊都繃得緊緊的，有一天難免會出現裂縫。很多人從25歲以後，就會愈來愈常出現瘀青，我們通常會毫不在意地說：「這很正常。」也會偶爾情緒沮喪，但我們總認為一下就會過去。有一天，會出現不舉，然後次數愈來愈頻繁，直至完全失去性欲。

醫師會說，這是脊椎僵硬，或是糖尿病，要不就是高膽固醇，或是高血壓、前列腺問題，再者是皮膚乾燥，腎功能不足，聽力變差，視力不足，關節炎，還可能有一點精神沮喪，更常見的是超重。整個景象看來令人擔憂，我們已經不再擁有頂級的身體，但也還不到爛透的地步。

老化不是一下子全面降臨，但這難道是每個人不可逃脫的命運？難道人就要像伏爾泰所說的，死得「零零落落」，身體部位一個個脫落，失去功能，直至咽下最後一口氣……

Q. 不不不，我當然想「活得久」，但可不要活得「要死不活」。

A. 這不僅攸關健康，還是社會、經濟問題。現代人學習、實習的時間愈來愈長，大家真正開始從事專業活動的時間都很晚，有多少總經理是40歲以下的？當然很少，這也是很自然的，一個45歲的律師一定比一個25歲的實習生成熟得多。經驗具有極高的價值。但是，如果身體開始出現狀況，經驗也就沒有意義了。這一點，在性生活上是如此，在其他專業領域也是如此。一個好的足球運動員如果只能踢球踢到30歲，就非常可惜。那表示，他才剛剛有足夠的時間從所有的錯誤中學習，有了足夠經驗，體力卻已不再。

從社會經濟層面來看，企業需要年輕的人，但是又要這些人有經驗。這雖然是矛盾的狀況，但是不得不承認，擁有這樣的履歷才是理想的人才。所有招聘經理人的廣告一定都會有「豐富的經驗」這一項條件。一個理想的經理人必須擁有良好的體能和心理狀態，也就是說，既要年輕，又要經驗豐富、心理成熟……。在目前這個全球化的世界，大家都忘了古人的教誨，是要讓有智慧的長者，安安靜靜坐在高椅上掌控全局。

Q. 法國的前總統席哈克不也超過70歲了？

A. 是的，但是別忘了，對席哈克總統說話的時候，要不斷地重複，這是聽力減弱的現象。聽到這樣的話，席哈克的顧問就會反駁：「胡說八道，大家都看得出來，他還非常健康。」沒錯，席哈克總是一身古銅色的肌膚，沒有白髮，標準身材，完全看不出年紀。他看起來非常健康。別忘了，他的身體狀況是由專家密切照顧的，而且席哈克很不喜歡別人當他是「老人」。身為前國家元首，他必須有強健的體魄，才能每天開會、接待貴賓、聽取簡報、批閱公文、設想國家發展藍圖等等；他還必須忍受舟車勞頓、出國的時差……。這些也是現代經理人必須承受的典型生活，他們可沒有權利休息。

我們在生活中必須隨時想著各種細節，不停地走動，還要做到專注、記性好，隨時保持一個20歲年輕人的體力和腦力。這種「需求」已經成了一種價值觀。人們在不計代價地尋求「年輕」：穿著要年輕，語言也要年輕。「老成穩重」已經不再受到尊重，

「頭髮白了」、「老裡老氣」、「老掉牙」、「老古董」、「過氣」……等，在今天的社會，是負面的字眼，大家都不想被歸到「老人幫」。如果您想罵人，最凶狠的莫過於「老不死」。

Q. 現代人可以指望活多久？

A. 這是純粹生物學方面的議題，這個問題也非常矛盾。人的生命潛能應該是120歲，但是人從25歲以後就逐漸「倒退」！可別以為這種生命潛力是科幻奇蹟，世界上已經有很多百歲以上的老壽星。120歲的生命潛力幾乎是所有專家認可的年齡，他們是從基因、染色體的研究以及老化速度分析，定出這個時間的。

1900～1950年間，人類的平均年齡延長了4～5歲。現在我們更進一步確定了如何控制肥胖所引起的病變、動脈粥樣硬化等，甚至也能有效地控制某些癌細胞的發展，生命平均應該可延長19年。現在出生的孩子，有50%應可指望活過100歲。所以40～50歲的人，可能才走到人生的中途而已。不幸的是，由於自我的消耗，在心理和生理上，他們都已經越過了這個中間點。

Q. 為什麼？

A. 因為他們沒有好好照顧自己。

Q. 人體老化是很自然的事，年紀輕輕的如果從25歲就注意養生，會不會反而很「不自然」……

A. 現在有很多年輕人的確不願談論養生，例如日本的年輕人，他們認為不能才用完年輕肌膚保養品，就開始使用「抗老化」的產品，還有大把的時日，可以等年紀大到該做身體檢查時再說。

這就是年少輕狂，您總會後悔的。但是這種想法深深扎根在我們的生活習慣中，大家都漫不經心，拖拖拉拉，但說實在的，影響也不是那麼立竿見影，於是大家都想「以後再說」，而這就是我們的身體出現「不勝負荷」的原因。

Q. **我當然願意延緩老化，但是我不想改變生活習慣。**

A. 我們每個人都想控制老化的速度，但是不付出努力行嗎？今天我們擁有保持體能的方法，如果不去做，當然沒有用。這就像學習，必須每天堅持才有成果。

Q. **可是這門學科太難了，從前我生物課差點不及格……**

A. 我的這本書不是生物教科書，您也不是醫學院的學生。這些理論都和自我息息相關，我最感興趣，也是和您最有關係的是您的「健康」。我的目的很清楚，也很實在：我希望您讀完這本書之後，對老化有一個清楚的概念，也認識目前醫學上存在的抗老化方法，讓您認識現代的醫學革命，以把握這些機會，改變您的生命。

Q. **我如果什麼都不做，會怎樣？**

A. 那就可惜了。大多數人不知道自己在50歲的轉捩點之前就開始老化了。這個轉捩點是我所說的「大地震」、「大變動」，這些變動其實都可以避免。我不想一開始就引起恐慌，但是大家還是要好好研究一下。仔細研究男性、女性更年期的所有徵兆──這是老化最明確的訊號──您就會發現自己是否已經有這些問題。
簡言之，通常是會出現沮喪，體重增加，皮膚老化，骨質疏鬆，乳房下垂，性功能障礙，性欲減低，視力、聽力、記憶力減退，掉髮，關節疼痛，對物質生活的興趣減低，肌肉（尤其大腿內部）鬆垮，力量減弱……這些都是男性、女性老化的外表徵兆。

Q. **也就是說熟透了……如果我想要抗拒老化的速度，該怎麼做呢？必須遵循哪些步驟，才能重拾健康？**

A. 最好是先找一位醫師，做一次詳細的檢查，確定生理、身體和心理的狀況，再作決定。這就是哲學家說的，要先認識自己。

Q. 我應該什麼時候開始活力計畫？

A. 現在就開始。我強調的是「預防醫學」而不是「防老醫學」，那是美國式抗衰老的觀念。我強調、提倡的是預防。預防永遠都不嫌早，預防勝於治療。

Q. 有沒有很多限制？

A. 萬事起頭難，開頭就是要有決心。您隨時可以停止，您可以自由決定是否照著我的方法去做，或是隨時停止。

Q. 我如何開始呢？

A. 喝酒、抽菸、吃太甜或太鹹……這些習慣都會加速老化，也會破壞您的年輕計畫。「吸菸影響健康」這句話寫在您的菸盒和所有醫學書上，您早就知道了，但是，您也許不知道，吃得不好也會致死。這當然還沒有印在食物的包裝上，但是我相信不久之後，就會有反速食、反垃圾食物的運動。這樣的反應也正是我們要提倡的，要從習慣上改變，改變我們的口味：拒絕過甜、過鹹、過油膩、過熱、不是生機的食物；拒絕碳酸飲料，改喝自己DIY的新鮮果汁。人們對菸草的反應，未來可能會發生在速食食品上。我只是先敲響了警告的鐘，但我無法改變世界！
但是身為醫師，我有責任指出對健康有害的事項。舉一個例子，您到一家餐廳，吃一頓營養均衡的午餐，可能只吸收8克的油脂，但是如果您去吃一頓漢堡、薯條加番茄醬，可能就吸收了33克的油脂，還不僅如此，那些是過熱的油脂，對細胞和細胞膜傷害最大。我們讓孩子吃垃圾食物，就是把他們推向「垃圾生命」。如果您再加上蛋糕中過高的糖分和甜味飲料……那就很嚴重了，我們不能再坐視不顧了！

男性的老化徵兆

血管收縮	燥熱 四肢冰冷 盜汗 心悸 心跳加快 頭痛
心理	緊張 易怒 失眠 沮喪 對自我的負面想法 反社會傾向 想流淚 自殺傾向 無法專心
體力	虛弱 疲倦 肌肉疼痛 關節疼痛 缺乏食欲 噁心 嘔吐 胃痛 便秘 體重減輕
排尿	無力 量少 頻尿 排尿困難
性生活	性欲減低 性功能障礙

女性的老化徵兆

血管收縮	燥熱 暈眩 四肢冰冷 盜汗 心悸 心跳加快 頭痛
心理	緊張 失眠 興奮 易怒 沮喪 對自我的負面想法 反社會傾向 易哭泣 自殺傾向 無法專心
體力	無力 疲倦 便秘 視力減退 關節疼痛 食欲大 噁心 嘔吐 胃痛 不明疼痛 體重增加
排尿	排尿量減少 常見膀胱炎 頻尿 排尿困難
性生活	性欲降低 陰道黏膜／子宮腺體分泌減少 性生活不正常
月經	不穩定 月經流量減少 停經

Tome 1
Chapitre 2

老化的原因

Q. 我開始明白了，如果什麼都不做，我可以想像會有什麼後果，最好是好自為之。

A. 很好！有自知之明的病人，已經好了一半。

Q. 想要控制老化現象，我該從哪裡著手呢？

A. 當然是從起因著手，細胞膜發炎是老化最大的因素。這是影響最大的現象，但我們卻認識不足。細胞膜發炎，加速細胞老化的速度，是人類多樣疾病的主因，使人不斷老化。

Q. 什麼是發炎？

A. 幾乎所有人都有過發炎的經驗，您從來沒有扭過腳踝嗎？發炎最嚴重的症狀有三：紅腫、疼痛、發熱。腳踝扭到後會腫起來，這是細胞分泌細胞激素，所以腳踝腫大。細胞所分泌的物質一方面會自我修復拉傷的部位，另一方面也會引起血管擴張，導致紅腫。這種細胞發炎的過程，會破壞細胞膜間的一種脂肪酸，透過細胞激素，引發一連串反應，造成細胞質變，形成自由基。我們在下面幾章會再詳談自由基。

我們年紀愈大，這些細胞膜的損壞就會慢慢加重，使得細胞膜變僵硬，不柔軟，無法滲透，於是表面的吸收力受到破壞，荷爾蒙、養分、蛋白質、氨基酸、礦物質……的吸收都受阻。透過脂肪酸傳遞養分的細胞膜，完全失調，細胞養分不足，自由基嚴重滲透，直搗細胞核，這時就損及了基因，細胞於是無法百分之百再生，我們就稱之為加速老化。

Q. 我們如何衡量發炎的狀況呢？

A. 肝臟會分泌C反應蛋白（CRP），它是老化中最重要的因素，衡量這個因素就可評估器官細胞發炎的狀況。

Q. 發炎的後果是什麼？

A. 我們目前所看見的是顯微鏡下的損壞。以整個人體來說，發炎是許多病症的主因，如貧血、過敏、心血管疾病、神經病變，或是腦血管意外，還有關節病變等等。發炎的狀況在我們的身體到處都有，在腦中便引起帕金森、阿茲海默等病症；對關節便產生風濕症、多發性關節炎、關節疼痛；在心臟便產生心絞痛、心肌梗塞；到了骨頭便產生骨質疏鬆、畸形；在皮膚上便產生皺紋、乾燥、暗沉、膚色不均，面皰也是發炎的現象。

Q. 如何戰勝發炎？

A. 由飲食開始，必須採取抗發炎的飲食方法，另外補充微量分子，這樣已經很不錯了。檢驗C反應蛋白只需要做一個簡單的驗血，測出含量，就可以評估我們器官的狀況，了解我們是以何等速度更新細胞膜。飲食方面，最重要的是一頓豐盛的早餐，要攝取大量的蛋白質，最重要的是厚油脂魚。

Q. 發炎和心血管病變有什麼關聯？

A. 長期發炎引起的立即危險是造成動脈粥樣硬化，使得整段動脈硬化隨時可能破裂。如果一段動脈粥樣硬化破裂，便會有一些組織附著在供應心臟血液的動脈上，或是一些為腦細胞補充氧的血管上。現在已有證據顯示，心血管、腦血管中風和發炎有很密切的關係。結果，當血管破裂或阻塞時，就造成心肌梗塞、腦血管阻塞。

最近我們才得到證實，發炎還使認知力減退，造成腦神經病變，導致阿茲海默症（老年癡呆）。當然，大家至今都認為記憶力減退、腦力衰退都是老年不可避免的症狀，但是最新的研究顯示，發炎和老化的現象都是可以預防的。也就是說，腦神經發炎是年老的必然結果。因此，我們可以認為只要控制發炎，就可以避免記憶力退化。

Q. 如何對抗發炎？

A. 簡單的說，要對抗發炎，防止因發炎引起的疼痛，最直接的方法就是要防止發炎細胞分泌細胞激素，減低它們的活動量。身體健康的人，如果C反應蛋白的含量太高，必須以下列物質來減低：維生素E，琉璃苣油（Omega-6含量豐富），深海魚油（Omega-3含量豐富），DHEA（原為人體荷爾蒙，後研發為保健營養品）或紐西蘭殼菜蛤（Perna Canaliculus）配合兩種新產品法國香瓜萃取物（Glisodine）和紐西蘭殼菜蛤萃取物（Lyprinol）也很有效。橄欖油也非常有效，每天至少2～3大匙才能見效。

我們對風濕性關節炎的患者作了試驗，發現魚油能降低細胞激素的含量，功效達90%。

Tome 1
Chapitre 3

4天改變看得見

Q. 為什麼我們的飲食有如此的重要性，消化也如此？

A. 腸是我們的第二層皮膚：會分泌20種不同的神經傳導物、95種5—羥基色胺，調控情緒、胃口、睡眠。腸絨毛的面積相當於一個網球場，腸繫區含有10兆細菌，以黏液調節它的滲透度，淋巴組織的平衡80%依賴腸組織。在人平均壽命的一生中，腸要吸收30噸食物和15萬公升的水。這樣我們就更了解，想要有健康的身體，飲食和營養的重要性。

Q. 現在我更了解應該吃得好，但該如何做呢？會不會為時過早？會不會很難進行呢？

A. 我建議您先花4天的時間改變飲食，就可以看起來年輕4歲。以下是最重要的原則和進行的方法，這套方法很簡單，也很有效，只要您認真執行就能見效。這一點非常重要，不僅是對您如此，也關係著我的信譽和這本書的可信度，證明這一套細胞發炎老化理論的真實性。以下的4天，必須排除所有會引起發炎的食物，強化抗自由基和Omega-3-6-9（Omega-3系列及Omega-6系列多元不飽和脂肪酸，Omega-9系列單元不飽和脂肪酸）的食物。4天之後，您可以很客觀的看得出來，您的膚色、魚尾紋，情緒、活力等等的改變，發現您自己真的變年輕了！
我們從一個週四開始，進行一場恢復青春之旅。
先量一量您的胸圍、腰圍、臀圍、大腿的尺寸。

週四

晚上7時～8時，吃一盤阿拉斯加鮭魚，最好是海魚，養殖魚略遜一籌。鮭魚含有豐富的Omega-3。不喜歡鮭魚的人，可以用鮪魚取代，或是其他油質高的魚類，鯖魚、鯡魚都可以。
烤250～300克鮭魚，加橄欖油，再擠些許檸檬汁。
苦苣250克，或其他蔬菜。加橄欖油。

週五

很嚴肅的開始執行下面的食譜——

起床後喝一大杯溫水，在早餐前再喝一杯茶或開水。

早餐

150克鮭魚（非燻鮭魚）+橄欖油+檸檬汁；60～80克麵包（白麵包除外）+橄欖油；60～80克乳酪（如果不喜歡乳酪可以橄欖油替代），奶油或酪梨；喝茶、水或藥草茶，不可添加糖或代糖。

午餐

200～250克生魚片；綠色蔬菜，花椰菜（200～250克）；

1～2碗番茄蔬菜沙拉。

下午茶

1塊白雞肉或火雞肉或1個酪梨+橄欖油+檸檬，或2塊黑巧克力（濃度70%，切忌牛奶巧克力）。1個葡萄柚或其他水果。

晚餐

魚：250克鮪魚、鯖魚，配洋蔥或番茄+橄欖油+檸檬汁；

清燙菠菜（200～250克）+橄欖油。

週六

繼續加油，應該感覺得出來有效果。

早餐

100克白雞肉或火雞肉+少許橄欖油或炒蛋（3個蛋白，1個蛋黃）+橄欖油，炒蛋也以橄欖油來炒。40～50克五穀麵包（不可吃白麵包）+橄欖油；60～80克乳酪。

午餐

250克碳烤鮭魚（如果有烤焦的部分必須刮去，因烤焦處會引起發炎，而且致癌）+橄欖油+檸檬汁；

250克四季豆（清燙）+橄欖油；

50克五穀麵包（不可用白麵包）+橄欖油+1碗五穀米飯。

下午茶

2塊黑巧克力（濃度70%）和1個蘋果。

晚餐

一個小建議：提前半個小時吃晚餐。

250克茴香鮭魚，200～250克苦苣，或其他蔬菜；最好您也可以提前半個鐘頭上床，非常好！

週日

要堅持到底，你會發現皺紋真的變淡了！

早餐

100克碳烤鮭魚+橄欖油+一片檸檬。

60～80克五穀麵包+橄欖油。

60～80克乳酪（如果您不喜歡乳酪，可以選好的奶油，或是以橄欖油塗抹麵包）。

午餐

烤箱烤鮪魚（至少250克）配番茄和洋蔥。

番茄+苦苣（200～250克）。1份番茄蔬菜沙拉，1碗飯。

下午茶

酪梨+橄欖油或2塊黑巧克力；

10～15個紅色水果（如草莓、藍莓）。

晚餐

250克鮭魚+橄欖油+檸檬；200～250克花椰菜（清燙）。

睡前1小時吃3個杏仁果。

週一

即將結束了，就要成功了，成果可觀。

早餐

荷包蛋（3個蛋白，1個蛋黃，膽固醇低的朋友可用2個蛋黃）；

1塊100克的鮭魚；2片哈蜜瓜。

午餐

鮭魚、鮪魚生魚片；200～250克苦苣或菠菜；

1份番茄蔬菜沙拉。

別忘了下午4時的下午茶；

最後晚餐以您喜歡的魚（250克）配蔬菜。

這一段程式結束了，恭喜您！您自己看看成果如何？

成果

先看看您的手掌心：拍拍您的兩個手掌心，這兩塊肌肉現在應該更有彈性？

查看您的肌肉疼痛：我相信一定減輕了許多。

查看您梳子上掉落的頭髮，應該也減少了許多。

體重：您一定減輕了，應該是1～2公斤。

查看一下您的膚色和魚尾紋。您一定看得出差別，要是有，您可以寫一封e-mall給我(claude.ch@lcdpi.com)。我的研究還沒有結束，您的個人觀察可以為我提供第一手經驗資料。

變瘦的關鍵

Q. 我決定戒菸，酒也喝得少了，接下來該做什麼？

A. 要控制您的胰島素分泌。超重是年輕的第一號殺手，老化和超重有一定的關聯。對糖和碳水化合物的分解，75%的法國人有胰臟分泌過量的問題。

Q. 對男人和女人來說，這問題是一樣的嗎？

A. 男人和女人的體脂肪分佈不同。男人體脂累積在身體的上部（狀如蘋果），而女人則累積在身體的下部（狀如梨）。此外，男人過度肥胖的機率也遠大於女人，因此，容易引發糖尿病、心血管病變、猝死等，而女人在更年期前，較不容易出現這些病變。

Q. 超重和老化有什麼關係？

A. 1999年4月20日美國哈佛大學湯瑪士・帕爾斯博士(Dr. Thomas Perls)發表了一份研究報告，他從1994年起研究了100位百歲老人，得出一個有意義的成果。從飲食方面來看，他們有一個共同點，就是他們一生都吃得非常清淡，其中只有一位體重超重。您所認識的人當中，體重超重、糖尿病、高血壓的人，有人活到100歲以上嗎？應該沒有，我也沒有，在我周圍沒有這樣的人。隨著年齡增加，我們的體脂肪很自然的囤積。這不僅可歸咎於飲食過量，還有另一個因素就是細胞，細胞接受胰島素的功能。

Q. 胰島素在老化現象中扮演著什麼樣的角色？

A. 胰島素是一種荷爾蒙，可以開啟細胞的接收器，是糖進入細胞轉化成能量的媒介。隨著年齡增長，75%的人的細胞膜對胰島素愈來愈麻痺：就像一扇舊窗，難以開啟，這就是「抗胰島素」現象。胰島素是由胰臟分泌，身體機能健康的時候，胰島素的分泌正常，但是一旦老化，肌肉、肝臟和脂肪組織等開始無法發揮正常的功能。然而胰島素在細胞儲存糖、轉換成能量的過程中，扮演重要的角色。這一功能出問題時，便需要分泌更多的胰島素，來達到儲存糖和提供人體所需的能量，造成血糖過高，又刺激胰臟持續分泌過量的胰島素。有點像吸毒，分量愈來愈重，最後就染上毒癮了。

這是一個典型的「惡性循環」，胰島素分泌過量，就會提高糖的需求，時常有飢餓感，於是糖愈吃愈多，細胞糖類的儲存量愈來愈少。於是這些糖流入血液中，由肝臟吸收，無法轉換成能量，卻成為脂肪。脂肪囤積在哪些部位呢？女性在臀部，男性在腹部。胰島素分泌過剩僅是冰山的一角，「抗胰島素現象」（指身體對胰島素敏感度與反應度下降）就是為什麼我們到了50歲，通常比20幾歲時多了10多公斤。20歲以後，通常我們每10年增加2公斤，如果抗胰島素的現象嚴重，會增加更多。只有25%的人胰島素分泌量能維持很低，糖能有效的轉換成能量，不發生抗胰島素現象。

影響最嚴重的部位在細胞，高胰島素並非經常性的現象，是偶發強烈分泌，導致細胞膜受損，就像被火箭射中一樣。這是發炎的現象，這些偶發狀況影響非常大，會引起連鎖反應，導致細胞激素的產生，而這些細胞激素正是細胞膜的「連續殺手」。細胞激素和其他的化學元素會分解細胞膜組織。這些只是一些小傷口，感覺不出來，但是長期下來，如果重複發生，後果就會很明顯，這就是為什麼有些人衰老得快。細胞的這片牆長期受到「偶發」的傷害，胰島素過度分泌，科洛茲醫師(Dr. Klotz)已經仔細的分析過，都是單糖、有害糖引起的。在我們清單中列出的有害糖都必須除去。

Q. 如何有效的對抗超重及胰島素分泌過量？

A. 我認為超重不是單一原因直接造成，比如卡路里過高，而是新陳代謝的連鎖反應所造成，最直接的原因就是您所選擇的食物。

1. 體重超重是高胰島素引起，造成脂肪囤積。
2. 高胰島素又是血糖過高所引起。
3. 至於高血糖則是飲食中糖分過高所引起。
4. 飲食糖分含量過高正是高血糖的主因。

所以，最重要的是控制胰島素分泌，而控制血糖便可以控制胰島素，由此控制體重。所謂控制飲食，並不是要吃得少，而是要吃得好，定時定量。控制食物、生活方式、固定運動，便可以降低發炎和高胰島素的危險性。

Q. 節食的方法是不是任何一種都可以？降低卡路里，如何避開節食的夢魘？

A. 絕對不要節食，是要吃得好，並且在適當的時候吃。這是營養學上的一大革命，比起數十年前阿特金醫師所寫的（高蛋白、低糖類飲食法）更具威力。

現在我們還可以努力的方法是：有計畫地減少卡路里，而不是全方位的減少。事實上，現代人的卡路里攝取已經不算特別高，再繼續降低能量的攝取並不恰當，也不容易做得到。對那些遵循食譜節食的人，簡直是每日的夢魘，人幾乎長期處在飢餓的狀態中。從營養學上來看，節食會造成微量元素攝取不足，這一來會使人長期陷入營養不均的情況。然後危害健康，在某些年齡會特別明顯，如幼年、懷孕、更年期、老年等時期。科學研究證實，減肥的人95%都會再胖回來。到底超重是否有有效的解決辦法呢？營養應該依據個人所需不同，攝取協調的食物，取個人喜愛的食物，根據每個人不同的新陳代謝功能而有別。減少食物量的確不是活得長久的有效策略，但是吃得好一定有益：防止超重、減少零食，尤其是那些對血糖有急速影響的食物（甜點、巧克力糖、蘇打飲料、精緻白麵包）。

Q. 想要防止抗胰島素現象，您建議何種飲食方法？

A. 我有一個好消息，一個壞消息。壞消息是：20世紀的精緻食品的確造成抗胰島素現象；好消息是：只要改變飲食習慣，您就可以防止這些健康問題。最近幾年，科學研究更清楚的解釋了許多食物和人體的關係。抗胰島素現象是：細胞的接收膜因糖分過度刺激而受損，因此，了解「正確飲食」的幾個原則非常重要，用以維持、穩定血液中胰島素的含量。

以下是我建議如何防止抗胰島素現象的9個原則：

1. 避免精緻的碳水化合物，如白麵包、白米、白糖、代糖。
2. 吃新鮮、自然的食物。
3. 別忘了澱粉質高的蔬菜也是碳水化合物高含量的食品。
4. 根據您的新陳代謝能力，盡量將碳水化合物的食量維持中低標準。如果您有超重的現象，晚餐除去糖和碳水化合物。
5. 禁止碳酸飲料、果汁飲料和酒精。
6. 以Omega-6來替代植物油，最好以初榨的高級橄欖油替代。
7. 多食用Omega-3，多吃高脂肪魚類，如鮭魚。
8. 盡量遠離飽和脂肪酸，如炸薯條、人造奶油、甜食、蛋糕。
9. 每餐都吃蛋白質或植物性油，三餐外可以吃黑巧克力、酪梨。

當然最重要的原則是排除精緻碳水化合物。碳水化合物直接造成抗胰島素現象，更是糖尿病、心血管疾病的元兇。您一定知道，甜食會快速升高葡萄糖含量。但是您知道嗎？白麵包所用的精白麵粉，比甜食提高葡萄糖含量的速度更快。此外，白麵包和糖的食品，纖維含量不足，無法幫助身體有效代謝碳水化合物。白米也有一樣的問題，在精緻食品中的甜味劑也含有許多糖分。

我所建議的飲食，其實就是我們的祖先所採行的飲食政策：自然食品，直接取自於田園。如果您吃的碳水化合物是自然完整的，葡萄糖和胰島素便會下降。反過來說，碳水化合物愈精緻，所含的纖維就愈少，體內葡萄糖的含量便提高，胰島素也隨之提升。

請看以下這些例子：

一個新鮮蘋果比蘋果醬更能降低葡萄糖含量和胰島素。

蘋果醬比蘋果汁更能降低葡萄糖含量和胰島素。

新鮮蘋果汁比濃縮蘋果汁更能降低葡萄糖和胰島素含量。

蘋果是防止抗胰島素現象的最佳食物，因其纖維含量高，可以減緩葡萄糖進入血液迴圈的時間。

未處理過的碳水化合物有另一項優點，就是比精緻的碳水化合物更濃醇，維生素和礦物質的含量比較高。比如說：糙米比白米的營養高；新鮮的四季豆比罐頭的四季豆營養高；新鮮蔬果比冰凍蔬果營養高。

因此，您必須選擇自然的碳水化合物，如五穀、澱粉（番薯除外）、豆類、水果，量仍然必須少。這個營養學的觀念常是最不容易做得到，因為我們總以為只要是天然的食物就是健康的。

穀類、澱粉和豆類的碳水化合物比蔬菜高4至10倍，所以，您可以盡情的食用蔬菜而不會產生胰島素分泌過量的情況。

至於飲料，我們的祖先酒喝得不多，他們也沒有其他含糖分高的飲料，也沒有果汁，更沒有含咖啡因的飲料。他們唯一的飲料是：水。最重要的是要避免：蘇打飲料。這種飲料出現大約只有一世紀，簡直就是糖水。新鮮果汁或罐裝果汁看起來很健康，但是也只含有水果糖分，而沒有纖維素。這兩種飲料會加速胰島素的分泌。

研究酒精的結果顯示：紅酒對健康有益，但是酒精會轉變成碳水化合物被人體吸收。如果要了解酒精對身體的影響，只要您想一想「啤酒肚」就好了。啤酒肚就是抗胰島素現象的結果，因碳水化合物過量，引起葡萄糖和胰島素過量。換句話說，酒精在體內就像糖一樣，會損壞腦細胞、肝，造成像「鵝肝」的後果，無法適當的代謝脂肪。因此，當然最好也不要喝酒，這一點您早就知道了！

對我們身體有益的飲料是水和茶，最好是經過濾消毒的水。含氣泡的水、藥草茶、紅茶、綠茶都是很好的選擇，但是小心黑咖啡，黑咖啡會提高胰島素的分泌。早上11時，許多人都會有一陣頭昏腦脹，那是身體自然的「需求」，而原因就是黑咖啡。

蛋白質對我們的身體非常重要，能刺激分泌血糖激素（glucagon），這是一種荷爾蒙，能夠制止胰島素分泌過量，促進身體燃燒過量的碳水化合物。血糖激素能抑止胰島素分泌過量，刺激體內脂肪燃燒，維持血液中的血糖含量，以維持腦部、心臟和肝臟正常運作，因為這些器官不可缺糖。

如果您想要防止或是改變抗胰島素現象、達到減肥的效果，您就必須在一天當中都吃足夠的蛋白質。糟糕的是，大部分人都在肚子餓的時候才想到食物，然後就快速猛吃，這種時候，吃下去的大都是精緻的碳水化合物。您首先要做的是，先想到蛋白質，蛋白質必須成為您的飲食的重點。您在家裡應該準備蛋白質，每一餐，甚至零食都該吃蛋白質。

這就是維持血液中糖含量平衡的方法，抑止抗胰島素現象，防止肥胖和一些不知原因的疲倦，這其實是生物自然的表現。

Q. **我們是否總是可以從食物當中找到原因！**

A. 那是當然，「相由肚生」，吃什麼就像什麼。這是法國古老的說法，正好符合現代的發現。食物是我們健康的指標，是所有希望所在，也潛藏著危機，現在必須學習「吃得好」。我再次強調，不是吃得少，而是在適當的時刻吃得好。至於危機，我們都知道食物存在著過敏、中毒等危險。

如何在超市的貨架上辨認碳水化合物和糖？答案是碳水化合物即麵粉製品，如白麵粉、小米、麵條、披薩、麵包、餅乾等烤製的食品；所有含米的食物，如白米、米粉；糖和所有代糖食品，即所有以下的食物：麥芽、甜菜、蔗糖、紅糖、玉米漿、椰棗糖、果汁、濃縮果汁、葡萄糖、果醬、葡萄、蜂蜜、麥芽糖、楓葉糖、糖漿……（只要您在標籤上仔細的閱讀，便可找到所有含糖、代糖的食品。）

推薦蔬菜：

早期人類攝取的蔬菜多不含澱粉，現在市場上可找到的有：綠色蔬菜、蘆筍、白菜、花椰菜、花菜、小黃瓜、紅鳳菜、菜心、菇蕈類、菠菜、青椒、番茄、四季豆、蛇瓜等。

這些蔬菜的營養成分都很高，含有多種維生素和礦物質。消化速度慢，糖分含量低，高纖維。

依糖分指標選擇食物：

糖分指標是指：吃過碳水化合物之後，葡萄糖進入血液的含量。糖分高的食物，會引起抗胰島素現象，反之，糖分指標低的食物能抑制抗胰島素現象。

高糖分指標：多數豆、穀類及衍生食品如：麵包、早餐用的五穀、早餐玉米片、蜂蜜、糖、餅乾、糖果、零食玉米、馬鈴薯、南瓜、甜瓜、香蕉、乾果。

低糖分指標：白豆、綠豆、豌豆、四季豆、乳製品、牛奶、無糖優格。

小心所有乳糖：乳糖也是抗胰島素的主要原因。對想要減肥的人，最好減少乳製品，但是早餐的乳酪不該減少。如果您是非常喜愛牛奶的人，可以以天然優格替代，最好選擇下午茶時間補充優格和水果比較理想。

理想的水果：梨、葡萄、櫻桃、李子、葡萄柚、奇異果、芒果。

理想蔬菜：甜菜、生紅蘿蔔。

蛋白質的來源：

動物來源：雞、火雞、魚、海鮮、兔肉、野味、蛋、乳酪等，都是蛋白質含量高的食物。

最理想的動物蛋白質來源是野味：兔、山鶉。這些肉類都含有豐富的蛋白質，脂肪低，微量元素高。

盡量避免購買熟食、便當等，挑選不含肥肉的部位。

應該排除的肉類：熱狗、臘肉、炸肉、罐頭儲存的肉。這些都含有高量的飽和脂肪。

豆類植物也含有蛋白質，但是豆類的碳水化合物含量仍高於蛋白質，務必提高警覺。穀類、種子也含有蛋白質，不過脂肪的含量比蛋白質高。穀類和種子含的脂肪是有益的脂肪（單一非飽和的脂肪），所以，有時攝取穀類和種子有益身體。兩者之中，種子比穀類更勝一籌，因種子含的蛋白質略高。

上古時代的人類並沒有乳酪，大多數的乳酪都含有高量的脂肪，比蛋白質多得多。但是一些義大利的乳酪、低脂乳酪等都有高含量的蛋白質。

Tome 1
Chapitre 5

防止身體「生鏽」

Q. 您的意思是說，因發炎引起的細胞質變，是造成人體內細胞膜和基因產生「連續殺手」的主因。人體器官還有沒有其他的殺手？

A. 當然有，自由基。年齡愈增長，自由基便愈來愈活躍，破壞我們體內的細胞。這就是氧化現象，氧化也導致發炎。

Q. 這就是老骨頭生鏽了吧！人體氧化究竟是什麼樣的現象呢？

A. 人類老化是受能量運轉的程式調節。也就是說，我們以呼吸的氧氣為火，燃燒糖、脂肪等儲存在體內的燃料，製造出能量。這個燃燒過程並不完全，會使得不穩定的細胞粒線體釋放出「帶有一個單獨不成對電子的原子、分子或離子」，也就是我們所稱的自由基。這些自由基會侵犯其他活體，於是造成細胞「生鏽」，沒有任何細胞逃得過生鏽的狀況。氧化其實是細胞自然的現象：「產生能量，就是氧化的過程」。
只要把氧氣注入可燃物中，氧化現象就產生了，這就是生命得以延續的燃料，同時也是破壞的現象，讓我們的細胞「生鏽」。我們的細胞膜氧化，細胞膜的脂肪酸變老，失去「彈性」。

Q. 這些自由基如何產生影響？

A. 一般的定義，自由基是氧氣分子少了一個電子，所以，活動能量較強。這些自由基會奪取DNA分子和細胞膜的電子，來取得平衡。因為這個自由基分子缺少了一個電子，一個負電荷，正因如此，這些自由基很自然的會靠近平衡的分子，「竊取」它的電子。如此一來，這個平衡的分子又變成了缺少一個電子的不平衡分子（自由基），這些反應都是以極快的速度進行。換一個簡單的方法說明，自由基一如少了一隻手的人，盡其所能尋找一隻替代，於是造成了另一個人少一隻手。

Q. 對人體會有什麼壞的影響？

A. 氧化影響所有的組織，也就是所有人體組成的元素：肌肉、皮膚、肝、腎、胃、腸、大腦、性器官等。

自由基會直接侵襲細胞膜的結構，形成新陳代謝的廢料。囤積之後產生毒素，影響細胞間的流通，擾亂DNA、RNA和蛋白質合成，降低能量，從整體而言，也影響了生命的化學反應，總之，影響了細胞的功能。破壞健康細胞，引起多種退化性的病變（如動脈粥樣硬化、白內障、視網膜退化、阿茲海默症和癌症）。還會引起其他老化的現象：關節退化（包括軟骨、韌帶、肌腱）；皮膚乾燥（皺紋、魚尾紋、老人斑）；肌肉組織無力；與年齡相關的衰退（記憶力減退、衰弱）。這些危險的氧化分子，對皮膚老化也有很深的影響。

Q. 哪些生活習慣容易產生自由基？

A. 人體中有一種「自然」的自由基，只要您活著，吃飯、呼吸就不斷的產生自由基。這就是粒線體產生能量的自然結果。其他的自由基來自外在環境：燃料的煙、化學產品、離子輻射、電磁波、殺蟲劑、溶劑、菸、酒、紫外線、污染、石棉、氯、臭氧，以及某些藥物。飲食過度油膩、生活起居不規律，也會加速自由基在體內形成。

Q. 如何自我保護？

A. 自由基是因人體和氧接觸而產生，我們無法作任何改變。為了抵擋這些物質造成的嚴重後果，我們的身體自然產生抗氧化酶：歧化過氧化酶、氯過氧化酶、過氧化氫酶。如果身體產生足夠的抗氧化劑，飲食再加以補充，這些自由基的危害就沒有那麼大。

一個年輕、健康的身體有能力產生抗氧化劑，抵抗自由基的侵犯。但是年齡愈大，身體的機能愈無法生產足量的抗氧化劑。這時便需要攝取食物中豐富的抗氧化劑，有時還必須補充藥劑。

身體為了抵抗自由基，必須有維生素C、維生素E、脂肪酸、氨基乙磺酸、胱氨酸、礦物質、鋅和硒。這些物質會結合自由基，使其穩定，減少對細胞的傷害。

自由基依破壞能力的程度有層級之分，最具毀壞力的是自由羥基和過氧化物。

Q. 抗氧化劑的角色是什麼？

A. 抗氧化劑接觸到氧化劑時，便會中斷其鏈鎖反應，不再產生氧化劑。除此之外，還有修補的功能。抗氧化劑會修補氧化劑造成的傷害，掃除已被破壞的分子，代之以新的完好分子。在與氧化劑激戰之後，抗氧化劑會清理戰場，將不要的物質去除。

抗氧化劑有以下三種功能：

預防：它們具有消滅產生自由基的內生分子或外原分子的功能。

活性解毒劑：使體內產生三種酶：歧化過氧化物（阻斷鏈鎖反應）、過氧化氫酶和氯過氧化酶等三種可以解除致癌毒素的功能。

陰性解毒劑：這些氧分子能消除前兩項功能（預防和活性解毒劑）過濾之後仍存活的自由基。這些解毒劑當中，最知名的是β胡蘿蔔素（維生素A）、維生素C和維生素E，還有我們食物中的鋅、硒、茄紅素。實驗證明攝取抗氧化劑的成效，抗氧化劑分子對老化引起的疾病的確有預防的效果。

Q. 在何種情況下需要增添補充食品？

A. 年輕的時候，只要每天攝取含有抗氧化劑的食品，就足以對抗自由基。但是隨著年齡的增長，光靠食物補充就不夠了，必須適量攝取抗氧化劑來預防破壞。近年全球各地都有實驗顯示，抗氧化劑可以預防自由基所造成的「侵蝕」和氧分子衍生的不穩定。在此提醒大家，現在藥房可以買到口服的活性SOD-Glisodin，這是一種減緩細胞老化非常有效的產品。如果您希望一輩子都能做自己喜愛的運動，同時又讓身體能夠修復因激烈運動引起的傷害，那就必須攝取抗氧化劑，尤其是以下的營養：

β胡蘿蔔素或維生素A（可破壞致癌分子）、**硒**。

維生素E，最好是攝取Tocotrienol（生育三烯醇，保護組織防止氧化）。

無糖維生素C，每天至少應攝取1克（消除自由基，刺激免疫系統）。

Q. 維生素E的功能是什麼？

A. 攝取維生素E，可降低冠狀動脈硬化的發生率。
每天攝取400UI，可降低冠狀動脈硬化發生率30%～40%，甚至還可以預防前列腺癌、肌肉萎縮、帕金森、阿茲海默症。
另一項研究維生素E的功效，研究抽取了2000名冠狀動脈硬化的患者觀察，發現攝取維生素E可降低75%心臟病發的機率。維生素E，主要由糙米、大麥、椰子油中萃取，特點是可深入腦中，保護腦細胞。

Q. 如何服用維生素E？

A. 飲食正常的人，每天應可從食物中攝取10～15UI，如果您是抽菸者，每天可補充400～600UI，沒有副作用。我個人則建議可以每天攝取800UI。

Q. 硒的作用是什麼？

A. 硒是一種微量元素，刺激酶分泌，中斷自由基的作用，影響新陳代謝。但是因土壤愈來愈貧瘠，再加上施肥，我們從食物中攝取的硒愈來愈少。最近許多研究指出，硒不足和老化疾病有密切的關聯。
腦部正常運作有賴「硒」，硒在腦神經傳導物質的抗氧化作用中不可或缺。巴黎莎貝特里耶醫院的一項研究顯示，老人腦漿中硒含量低者，認知能力明顯下降。一份針對1312個患者的研究顯示，每天補充200μg的硒，可降低前列腺癌的罹患率63%，結腸癌58%，肺癌46%。

Q. 該如何攝取硒？

A. 在蛋白質和硫含量豐富的食物中，都有硒。這些食物包括：魚、穀類和某些肉類。
補充硒，只要每天不超過500μg，沒有危險性。一個沒有特別過敏的成年人，每天攝取的劑量可達75μg～200μg。我個人的建議是每天200μg。

Q. 維生素C的作用是什麼？

A. 作用非常廣，可刺激免疫系統，提升精神運動，可形容為自由基的陷阱。

每天攝取300～400mg的維生素C，男性可延長平均壽命6年，女性1年。有些研究顯示，男性大量攝取維生素C者，比低量攝取者的死亡率低42%，心臟病死亡率低45%。

許多研究顯示攝取抗壞血酸（維生素C）對心血管疾病有預防的效果。長久服用維生素C能夠很明顯的降低三酸甘油脂，大幅減低心血管病變。

老化也是引起白內障的主因，維生素C可降低白內障發生的機率，機率可以減半，甚至到四分之一。

Q. 如何攝取維生素C？

A. 一般成人無特殊病症者可攝取500mg～1g的維生素C。

Q. 維生素A的角色是什麼？

A. 維生素A結合維生素E、硒，可保護細胞膜對抗自由基。研究顯示，如此可以預防食道癌和胃癌。

Q. 如何攝取維生素A？

A. 一般成人無特殊病症者，女性攝取5mg，男性攝取10～15mg。

Q. 抗氧化劑是萬靈丹嗎？

A. 抗氧化補充劑能使我們在年齡增加時，減低疾病發生的機會。最近的研究顯示：食物過度油膩會加速老化，而低卡路里則可減緩老化，很多防老醫學的醫師都建議求診者攝取營養豐富的食物，同時控制卡路里以防止氧化。建議固定攝取菠菜、花椰菜、白菜，及含β胡蘿蔔素豐富的食品。
目前我們可以在藥房裡找到硒和其他抗氧化劑（維生素E、A、C，鋅）結合的藥劑，但要注意產品必須出自合格的廠商。
三餐之外不可食用精緻食品，如蘇打飲料、巧克力糖、甜點，還有所有刺激胰島素分泌的食物。
想更進一步了解的人士可上網www.antiagesolutions.com。

含豐富礦物質和抗氧化劑的食品
最主要的抗氧化劑是：礦物質（鋅、硒、銅）、維生素（A、E、C、B群），請參考以下的食物清單：
鈣質含量豐富無過量磷的食物：優格、沙丁魚、鯡魚、鮭魚、豆腐、杏仁、白菜、酸白菜、花椰菜。
鎂含量豐富的食物：核桃、綠色蔬菜、五穀、油料植物（主要用作榨取油脂的植物）、魚、海螺、貝類。
鉀含量豐富的食物：香蕉、豆類、酪梨、蘆筍、胡蘿蔔、生菜、五穀。
鋅含量豐富的食物：牡蠣、禽類、魚、海鮮、禽肝、蛋、薑。
鐵含量豐富的食物：礦泉水、禽肝、血腸、牡蠣、乾果、菠菜、豆類。
硒含量豐富的食物：巴西核桃、海鮮、魚、貝類、禽肝、五穀、紅椒、牛肝菌、大蒜。
碘含量豐富的食物：貝類、海鮮、魚、海藻。
矽含量豐富的食物：五穀、軟骨、礦泉水。
抗壞血酸（維生素C）含量豐富的食物：十字花科菜（包括甘藍菜或高麗菜、芥菜、大白菜、小白菜、青江白菜……）、菠菜、青椒、水田芥、九層塔、細蔥、芭樂、木瓜、奇異果、黑茶藨子、醋栗、草莓、橘子、檸檬、葡萄柚、葡萄。
β胡蘿蔔素含量豐富的食物：熟胡蘿蔔、南瓜、菠菜、生菜、水田芥、甜菜、香瓜、西瓜、芒果、杏子、李子。
茄紅素含量豐富的食物：番茄醬、熟番茄、西瓜、木瓜、紅葡萄柚。

玉米黄質含量豐富的食物：玉米、花椰菜、十字花科菜、綠色蔬菜。
生育酚（維生素E）含量豐富的食物：杏仁、胡桃、麥芽。
黃酮素含量豐富的食物：洋蔥、蘋果、蔓越莓、葡萄、桑椹、櫻桃、紅酒、綠茶、生菜、青椒。
硫化物含量豐富的十字花科菜：花椰菜、小綠包心菜、花菜、白菜、卷葉。
硫胺素（維生素B1）含量豐富的食物：五穀、豆類、油料植物。
葉酸（維生素B9）含量豐富的食物：菠菜、水田菜、野苣、蘆筍。

建議攝取肝臟、維生素豐富的魚，特別注重硫胺素（維生素B1）、菸鹼酸（維生素B3）、吡哆醇（維生素B6）、葉酸（維生素B9）、鈷胺素（維生素B12）。
攝取各式新鮮水果、蔬菜，可做成果汁、湯、薄片、泥、醬、果醬。

最近的研究報告

每週都有新的醫學報告證實，食物中抗氧化劑對人體的重要性。我們有足夠的疾病歷史，證明老年人應增加維生素C、E、鋅和硒的服用量。所有這些分子都能預防隨著年齡增長引起的慢性病，醫院的病史中有足夠的證據。
以下是一些醫療成果，提供讀者參考：
40歲以上水果、蔬菜攝取少量的男性，如果每天攝取β胡蘿蔔素20mg，相較於不攝取的人，罹患前列腺癌的機率少32%。
從1363名病患的研究中發現，攝取維生素A、C、E的人，罹患前列腺癌的機率較低。
法國一項研究顯示，老人院中的住院者，固定服用硒、鋅2年的人，呼吸道感染的機率較低。
身體健康的人每天服用維生素C（2g），可減少動脈硬化，血管阻塞，降低心血管病變的機率。
鉛含量過高是腦神經中毒的主因。吸菸者若每天服用1g維生素C，相較於不服用者，血液含鉛量低81%。
最近加拿大的一項研究顯示，65歲以上每天服用維生素和礦物質的人，記憶力、注意力和解決問題的能力，都有明顯的改善。

一項研究顯示每天服用硒（200ug）可降低前列腺癌罹患率63%，結腸直腸癌58%、肺癌46%。

一份義大利的研究報告顯示，健康的百歲人瑞，血液中抗氧化維生素C、E的含量，比70～99歲的患病老人高。

一份關於442名65～94歲的健康老人研究表示，血液中維生素C和β胡蘿蔔素的含量，決定了老人的認知能力。

老人癡呆患者，抗氧化維生素含量比健康者低。

一份研究633名65歲以上的健康老人，固定服用維生素C和維生素E的人沒有出現任何退化現象。52個月以後，沒有服用者當中有91名，出現了退化的現象。

初期老人癡呆患者，每天服用2000單位的維生素E，比服用安慰劑患者，退化的情形遲緩230天。

固定服用維生素E的老人，免疫系統有明顯的改善。專家建議維生素E的服用量應隨著年齡增加。

40歲以上的吸菸族和戒菸者，若每天至少服用100單位維生素E，罹患前列腺癌的機率比不服用者低56%。

追蹤88,818名婦女發現，固定服用多種維生素者，乳癌的罹患率比每天喝酒15g的婦女低26%。

美國神經醫學會曾發表，固定服用多種維生素（含維生素E）的人，比不攝取的人，罹患心血管疾病的機率低50%。

這些醫學臨床結果，雖然很令人振奮，但也僅止於延緩疾病死亡的時間。此外，維生素對延長人類壽命的功效，還是很有限。

Tome 1
Chapitre 6

拒絕僵硬

Q. 發炎、氧化……有二就有三，接下來您要揭開的是什麼？人會發炎、會生鏽？

A. 的確是這樣……然後，人就焦了。無酶焦糖化是第三種病態現象，目前還鮮為人知，與發炎、氧化同為老化的主要因素之一。我們不僅內部會生鏽，細胞膜會老舊，而且我們還有蛋白質焦糖化的危機，主要是因血液中的糖分過高，形成抗胰島素的狀況所引起。焦糖化和氧化、自由基一樣有害。

Q. 焦糖化，糖化，聽起來像廚房裡的現象？

A. 的確是。溫度升高反應速度就會加快。食物置入高溫中（高於攝氏100度，尤其是高於攝氏180度時），無論是置入烤箱或是炒盤中，溫度升高就會產生史翠克特降解反應（Strecker degradation），產生焦黑、焦味。大家都聽說過這些是易燃物，接著會變成致癌物。因此，如果吃一塊烤得焦黑的牛排，等於是吸了10多支香菸的毒素。難怪消化道癌和燒烤食物有關。燒烤蔬菜毒素較低，但最好也避免。尤其要牢記的是：小心烤焦的食物。

Q. 如何解釋這個現象？

A. 蛋白質焦糖化是因血液糖分長期過高所引起。焦糖化現象是因糖和蛋白質在關節處、肌肉相接處沉澱的結果，也影響皮膚。
血液糖分含量過高，糖分子和蛋白質便起化學作用，成了焦糖現象。這些錯綜相連的關係，使得膠原蛋白硬化，組織硬化，阻礙了細胞之間的溝通。血管壁的蛋白質焦糖化，使得血管壁喪失部分功能，也使血管壁產生抗酶的現象，而酶的作用正是更新血管壁。焦糖現象使血管壁逐漸變厚，減少細胞膜的潤滑度。

Q. 焦糖現象對身體的影響為何？

A. 焦糖現象會使得我們的身體僵硬，像根木頭。膠原蛋白（結締組織細胞間的蛋白質）喪失會引起皮膚彈性疲乏。健康的膠原蛋白通常是好幾層，保持皮膚的彈性。

焦糖現象會在身體各部分發生，可能毀壞重要器官，譬如腎、肺和腦。焦糖現象是造成組織加速老化的主要因素。焦糖現象的末端產品（後期糖化終產物，Advanced Glycation Endproduct, AGE）隨著年齡累積，造成多種疾病，如：動脈粥樣硬化、腎衰竭、阿茲海默症、白內障。糖尿病患者AGE特別高。又如：眼睛晶狀體蛋白質若有焦化現象，便會產生白內障。或例如動脈的膠原蛋白若有焦化現象，動脈粥樣硬化的危險性便大幅提高。

這個蛋白質和糖的連結會刺激分子結合，引發凝結的傾向，也會導致細胞膜分泌互動分子（如細胞激素、生長激素……）。所有這些聯繫分子都是發炎的元兇，也是微血管和神經元退化的先兆。所以，我們再重複一遍這三種現象：焦糖化、氧化、發炎。

吃飯、呼吸，一天天變老。其中我們生命所需的兩種分子：糖和氧，也是讓我們老化的兩大主因。

Q. 有什麼方法可以對抗這種現象？

A. 目前只能長期維持血糖平衡，避免食用燒焦的食物，唯一有效抗衡焦糖現象末端產品的方法是：一種天然無毒分子，可在焦糖作用的第一階段，產生無害的分子，快速消除氨基，維持血糖含量比例，減低焦糖作用。

Q. 肌肽（carnosine）的好處是什麼？

A. 最近我們才證明肌肽可預防老化。這是一種在骨骼、肌肉和腦中發現的天然分子。肌肽是一種抗焦糖劑，可防止糖所引起的破壞。

長壽的細胞（如腦神經元）含有高濃度的肌肽。肌肉含高肌肽者壽命較長。肌肉收縮大的，肌肽的含量高，肌肉疾病的患者（如杜顯氏肌肉萎縮症）則肌肽含量低。

肌肉密度隨著年齡而降低，因此，肌肽補充劑更顯重要，它最重要的功效是抗焦糖化。肌肽和糖（葡萄糖、半乳糖、二羥丙酮）作用產生糖化肌肽，對人體無害，可排除體外，並經二羥丙酮阻斷蛋白質糖化。肌肽具有降低蛋白質糖化機率的功能，減緩焦糖作用後端產物，促進蛋白質的吸收。

20位自願者每天服用50mg的肌肽，1～4個月後並沒有任何副作用，大部分人發現臉部肌肉較豐潤，感覺更舒適，睡眠狀況改善，性生活愉快。這些是短期服用的效果，至於防老的效果，則需要長期服用再做觀察。肌肽的確是抗氧化劑之一，具有保護、穩定細胞膜的功能，和維生素E具有相同效果。能夠阻斷自由基和毒素的影響，刺激具免疫力的細胞成熟，減低發炎；同時具有抗氧化現象，防止細胞發炎和焦糖現象的功效，而其他物質只具有單一效果。因此，肌肽不但具有預防的功能，也具療效。

Q. 口服肌肽的劑量該是多少？

A. 從預防老化的觀點來看，我建議每天攝取100～200mg。但是如果作為治療藥品，尤其是在接受癌症化療的患者，一天可以攝取至3000mg。

Q. 胺胍的好處是什麼？

A. 胺胍可以改善動脈的彈性，可在焦糖作用產物出現的初期，結合成一種阻斷反應的物質。胺胍可影響視網膜、腎、腦神經元。對視網膜，它可預防焦糖現象出現在微血管中，防止微血管瘤，防止糖尿病引起的視網膜病變。對腎的影響，可預防腎小球產生焦糖現象，減低糖尿病患者排泄蛋白質。至於腦神經元，它可預防糖尿病引發的腦神經病變，降低腦神經傳導的速度，穩定傳導的幅度，穩定輸送周邊血管的流量。

Q. 類脂酸有什麼作用？

A. 類脂酸在細胞老化的過程中有重要的影響，可減輕蛋白質、血糖結合產生的破壞，將其轉化為能量。類脂酸的衍生性產品：雙氫類脂酸被全球認定為最佳抗氧化物，因其非常容易被消化道吸收，擴散到全身組織，中和自由基，促進抗氧化素的作用。類脂酸還有一項特殊功能：保護DNA不受氧化影響，甚至進而幫助修補氧化的DNA。在德國，類脂酸用來治療糖尿病，35年來效果顯著。服用或注射類脂酸可刺激血糖的載運功能。1995年糖尿病腦神經國際會議中，便提出類脂酸是預防糖尿病併發症最佳的治療藥劑。

Tome 1
Chapitre 7

影響壽命的脂肪酸

Q. 對所有老化現象與重要的導因有所了解後，我現在迫不及待想開始了解您的30天健身計畫。

A. 好極了。只要您有意願又自覺，便已成功一半了。但在著手健身計畫前，我想先跟您談談脂肪酸。您要知道脂肪酸有很多種類，除了好脂肪酸，還有壞脂肪酸；但我特別要將Omega-3-6-9提出來討論。它們只有在營養均衡的前提下，才能發揮抗老化的效用。

Q. 脂肪酸（AG）有何特性？

A. 脂肪酸依其分子是否含不飽和化學鍵，區分為飽和脂肪酸與不飽和脂肪酸。油脂內飽和脂肪酸的成分愈高，遇光照與熱時愈顯穩定。以較具代表性的椰子油為例，由於其自然飽和度極高（透過人為精煉的方式，會促使油品飽和），因此，在一般氣溫下呈現固態而非液態。這些所謂穩定度高的油，適合用來燒煮和油炸食物。相反的，不飽和脂肪酸的成分愈高，就愈顯脆弱，在遇熱或在空氣中氧的作用下容易變質；胡桃油就是個例子，只能在做沙拉時使用，同時要避免光線直射。

每一種油富含飽和與不飽和脂肪酸的比例不盡相同。此外，不飽和脂肪酸又可分為單元不飽和脂肪酸與多元不飽和脂肪酸。橄欖油的這幾種脂肪酸成分比例十分平衡，因此，熱食與冷食皆適用。著名的希臘克里特島飲食，強調的就是每天兩湯匙橄欖油（60%）與菜籽油（40%）的混合油。酪梨、肥鵝肝、鵝脂肪與鴨脂肪，也含有單元不飽和脂肪酸。

多元不飽和脂肪酸（AGPI）可分為兩類：一是以葵花籽油、玉米油及葡萄籽油為代表的Omega-6系列。一是胡桃油、馬齒莧油、亞麻籽油與肥魚油等含量較多的Omega-3。這些多元不飽和脂肪酸（Omega-6與Omega-3）在身體運作過程中扮演重要角色，其中包括細胞膜的建構與整合，心血管系統、腦部及荷爾蒙系統的運作還有發炎狀況的調整。有些脂肪酸是人體「必需的」，因為組織無法自行製造，因此，必須透過食物或補充品攝取。

Q. 您可以再多談一點Omega-3嗎？

A. 多項研究顯示，人們多缺乏Omega-3，同樣也缺乏抗氧化劑與鎂。Omega-3脂肪酸有助於細胞膜的維護，主要功能是促進細胞間的聯繫（譬如：影響記憶力），對於人類血管、皮膚與關節的柔軟度，也能發揮關鍵性作用。在細胞膜方面，Omega-3扮演要角，並在人體組織的多項生物化學程式中起作用，譬如血壓規律化、血管彈性、免疫與抗發炎反應、血小板的凝結等。
在這個家族裡，只有α亞麻油酸（ALA）是所謂人體「必需的」。事實上，其他的Omega-3脂肪酸身體可以自行製造。而亞麻籽與亞麻油、芥菜籽油（canola）和黃豆油的α亞麻油酸含量，尤其豐富。
另一個Omega-3的家族成員是二十碳五烯酸（EPA）。我們的身體可以透過α亞麻油酸合成二十碳五烯酸，也能直接從某些食物（特別是某些厚脂魚）中汲取。攝食大量魚肉者（例如格陵蘭島的愛斯基摩人與日本人），罹患心血管疾病的比例明顯較少。
最後要談到的是二十二碳六烯酸（DHA）。DHA是Omega-3的另一種衍生物，同樣存在於海洋生物中，部分厚脂魚含量尤其豐富。它對腦部及視網膜的發育成長，以及精子的成形與運動機能影響甚大。

Q. 一般人對Omega-3的需求量是多少？

A. 平均每年以Omega-3及其特性為主題的研究，不下數百項。正因如此，專家對此營養素的建議攝取量也一直在改革與更新。
以下僅簡單陳述現況。

部分國家與世界衛生組織公佈的Omega-3建議攝取量大致如下：
ALA：每日0.8～1.1克
EPA+DHA：每日0.3～0.5克

Omega-3的飲食攝取來源有哪些？
以攝取1.3克的Omega-3為例，源自蔬菜的Omega-3(ALA)：
二分之一茶匙（2ml）的亞麻油
兩茶匙（10ml）搗碎的亞麻籽
一湯匙（15ml）的芥菜籽油
源自海洋生物的Omega-3（EPA+DHA）
70克的大西洋鮭魚（養殖）
90克的粉紅或紅鮭魚（罐裝）
90克的沙丁魚
120克的白色金槍魚

Q. 您可以多談一點Omega-6嗎？

A. Omega-6與高度不飽和脂肪酸的轉化息息相關，對神經系統、心血管的平衡、傷口的癒合與過敏及發炎反應影響甚大。然而Omega-6脂肪酸攝取過量，可能抑制Omega-3脂肪酸發揮正常的作用，尤其可能影響到心血管的保護，引發如氣喘或關節炎等疼痛或發炎症狀。

在這個家族裡，只有亞麻油酸（AL）是人體「必需的」。事實上，其他的Omega-6脂肪酸可以透過亞油酸，由身體自行製造。不同於α亞麻油酸的是，亞油酸存在於許多現代食物中，例如玉米油、葵花油、黃豆油、紅花籽油、葡萄籽油等。

另一個Omega-6家族的成員是γ亞麻油酸（AGL）。人體可以透過亞麻油酸合成γ亞麻油酸，但這個轉換過程可能因多項障礙受阻：例如膽固醇過高、壞脂肪量過高（產生質變或飽和脂肪酸）、酒精、老化、糖尿病。我們也可以直接從琉璃苣油（含24%的AGL）、月見草油（9%的AGL）、黑茶藨子油（18%的AGL）和螺旋藻中攝取。

dihomo-gamma亞麻油酸（DGLA）是γ亞麻油酸的一種衍生物。目前所知其唯一的直接攝取來源為母奶。DGLA可以保護動脈與心臟，能激發免疫力還具有抗發炎的功效。

花生四烯酸（AA）是dihomo-gamma亞麻油酸的衍生物。蛋黃與動物脂肪是其直接攝取的來源。花生四烯酸能確保傷口的結疤與癒合復元，並有助於抗過敏機制的正常運作。但過量也可能引發某些疾病，如關節炎、濕疹、牛皮癬，以及多種自體免疫性疾病。

Q. 您如何開脂肪酸攝取量的藥單？

A. 我會先幫患者做臨床檢測，並詢問其飲食與生活習慣及先前的服藥狀況，以衡量實際的需要量。如果他們能接受，我通常會建議做細胞膜的脂肪酸含量檢測，以進一步了解其缺乏狀況，推定達成平衡的方法。建議食用油的用量並不構成問題，但涉及以Omega-3或Omega-6為主的食用補充品則需更謹慎，並不是非開補充劑不可，只是它們與食物間可以發揮互補作用。問題的癥結點在於如何取得Omega-3與Omega-6之間的平衡。此一平衡非常重要，更何況兩者還處於競爭的態勢。

Q. 何謂Omega-3與Omega-6之間的平衡？

A. 就在20年代左右，食用油都是少量生產。一般以冷榨方式榨取的食用油，由於難以長久保存，因此，人們一次購買的量不多。Omega-3脂肪酸暴露在氧與光線中時，很快便會變質。後來食用油的需求量變大，工業界寧可選擇穩定度較高，Omega-3含量較少的油品，並加以精煉。而精煉的過程又會使Omega-3的含量減少一點。此外，魚肉攝食量的減少，富含Omega-6的加工產品攝取量增多，加上密集耕種與養殖技術的發達，導致為數不少的食物（如深綠色葉狀蔬菜、肉、蛋，甚至魚）的Omega-3含量降低。
結果是：一般估算在每一份西方餐飲中，Omega-6與Omega-3的含量比例達10~30：1，但理想的比例應該在1：4左右。這使整個情況更加惡化，因為Omega-6過量會抑制身體組織對Omega-3的適度運用，兩者間畢竟是競爭的關係。
事實上，Omega-3與Omega-6的代謝，甚至得借助酶，還得靠好幾種維生素（如維生素B3、B6、C與E）與礦物質（如鎂與鋅）幫一點小忙。因此，飲食中Omega-6含量過高，會阻礙身體組織對所攝取的Omega-3之適當運用。這種不均衡的狀況，可能導致身體對心血管疾病、過敏及發炎等症狀無法做出適當的反應。總之，如果碰到一種會妨礙脂肪酸代謝的疾病，問題將更嚴重。糖尿病、飲酒或吸菸過量、壓力過大，都可能致使ALA轉化為EPA的過程發生困難，甚至出現失敗的狀況。

根據多位專家的說法，西方人如果能恢復Omega-6與Omega-3含量適度的飲食，對心血管的健康將有正面的幫助，而且還可以減少發炎症狀的發生率。

Q. 脂肪酸對哪一類的疾病療效較顯著？

A. 脂肪酸對罹患失憶症、心血管疾病或皮膚過於乾燥的患者，十分有幫助。體重過重者同樣也能蒙受其利：它可以使細胞膜變得柔軟，增進血液代謝與迴圈，進而促使脂肪囤積狀況減少。脂肪酸對部分慢性發炎也有幫助，它可以透過具抗炎效用的Ⅰ型與Ⅲ型前列腺素發揮作用，並保護細胞膜。

Q. 您建議多從食物或補充品的攝取，補充脂肪酸？

A. 最好多從食物中攝取，用亞麻油做調味品便是個很好的管道。有機栽培，以不透明玻璃瓶裝，並且冷藏保存的亞麻油，富含Omega-3脂肪酸的前驅體。由於黃豆油與胡桃油Omega-6的含量過高，會對Omega-3家族的吸收產生干擾，因此不建議多用。我比較主張選用Omega-3含量較高的亞麻薺油或亞麻油。厚脂魚類（如庸鰈、大西洋鯡魚、海鱒魚、鮭魚、金槍魚、沙丁魚、鯖魚等）也是上選，一個星期吃4～5次，生食或略煮即可：在煎鍋上來回煎一下，熄火後下水煮一下，或以檸檬做調味汁淋上均可，才不會使原本就十分脆弱的Omega-3受到破壞。

不喜歡吃魚的人，我建議您服用魚油膠囊。此外，購買的魚是否新鮮也要注意，因為其內含的脂肪酸非常容易受到破壞，在高溫下曝曬、暴露在氧氣中或貯存過久，都容易流失。

我父親直覺很強，過去他一有空便會去釣魚。每當他帶回色似鮭魚的鱒魚時，先想到的就是給孩子吃。問爸爸為什麼，他簡單地回答說：「因為這是最有益健康的食物。」他只是個攝影師，對生物學一無所知，到底是從哪兒知道這項健康資訊的？爸爸的這個本能，源自他父親的建議。原來祖父很早就知道那些近似鮭魚的鱒魚，對細胞膜好處多多。對我來說，或許這一切就從法國瑪芙澤爾(Marvejols)這個小地方開始，那是路易四世住過的聖城。

不僅如此，30年後一位來自香港的楊先生還跟我說了一則不尋常的故事。有一回，他的遊艇駛到了阿拉斯加外海時，船員們釣到一條幾百公斤重的大魚。這條魚足供船上成員吃好幾個星期。令人驚訝的是，往後4天當中只吃這條阿拉斯加sockeye鮭魚的船員們，似乎重拾青春活源，變得更強壯有活力，而且性欲更強。對他們來說那是非常特別的經驗。

總之，我以生父以及堪稱我中國父親的楊先生之經驗為基礎，花了整整40年的時間才做出結論，將這4天美妙的經驗化為營養計畫。感謝他們兩位的指引，現在該輪到我創造奇蹟，讓你們從中獲益了。

Q. 魚油有哪些具體的好處呢？

A. 攝食魚油（連續6週服用1800mg的EPA或1200mg的DHA）有助於體能的改善。它不僅對於體內壞膽固醇的減少有正面幫助，也能促使好膽固醇比率增高；可抑制高血壓、血栓栓塞的形成，或降低冠狀動脈狹窄及心律不整的發生率。魚油可以減緩風濕病、關節炎的症狀，降低類風濕性關節炎發作的危險性。它還可以減低腸道發炎（尤其是局部迴腸炎——Crohn克隆氏症）復發的可能性。

Q. 脂肪酸對心律不整有直接影響嗎？

A. 一個義大利研究團隊指出，剛出現心肌梗塞症狀的病患，如果補充輕劑量的Omega-3脂肪酸，可以降低整體死亡率，以及因心律不整而暴斃的機率。

這項研究對象是11,323名出現心肌梗塞症狀不久（3個月內）的患者。他們以隨機的方式，區分為服用脂肪酸（每天1克的Omega-3）、維生素E（每天400UI），或服用安慰劑的幾組。

3個月後，服用Omega-3一組死亡率明顯較其他組低。4個月後，猝死者的比例也偏低。6個月及8個月後，因心血管疾病、心臟病及冠狀動脈病變死亡者的比率，同樣較他組低。

研究人員認為，Omega-3脂肪酸可以預防心律不整，降低猝死的機率，且具明顯療效。

要當心的是，Omega-3和部分抗凝血劑與糖尿病藥劑之間，可能產生相互作用，服用前最好先跟醫師討論過。

Q. 您對食用油的選擇有什麼建議？

A. 橄欖油、花生油、油菜油是廚房用油的上選，而月見草油、玻璃苣油、亞麻薺油、魚油對身體健康也是幫助良多。

在食用油當中，只有冷壓油（只經過一次簡單的壓榨，未添加溶媒，未經加溫的初次冷榨油）有一種特殊的香味、顏色，其果味、流度、清淡的特性，很容易辨認出來。這些細微的差別，得視其脂肪酸的成分而定。脂肪酸與油之間的關係，就好比色素與顏色，是其基本要素。每一種脂肪酸各有其專屬的特性。

Omega-3食物補充劑價格偏貴，而其實際售價的高低，則視Omega-3的濃度而定。譬如：以每天至少1克的LPA（魚油），來計算一個月的治療費用。

Q. 什麼是同時富含Omega-3與Omega-6的飲食？

A. 以法國為例，法國人Omega-3與Omega-6之間的攝食比例為1：10而不是理想的4：1或5：1。因此，必須提高Omega-3的攝取量。除了鱈魚油之外，所有富含Omega-3的食品都一定要保存在陽光不會照射到的地方，而且還要避免儲存在過濕或過熱之處。最重要的一點是，千萬不要煮食。

南瓜籽油對前列腺相關病症的功效顯著。它含有50%的亞油酸（AL，屬Omega-6），以及12%的α亞麻油酸（ALA，屬Omega-3）。

Q. 應盡早以Omega-3充實養生食譜？

A. 如果您不喜歡吃魚或不能常吃，也不需要太擔心。因為還有不少攝食方法，能幫助您提升身體內Omega-3的含量。
不妨試著從蛋、肉等富含Omega-3的食物著手。現在有部分蛋農以Omega-3含量豐富的一種野苣，或魚粉、亞麻籽當飼料，也有些人添加維生素E補充營養。有機會覓得這類食物的人，不妨選擇生長在戶外，平時吃草與昆蟲的動物肉品或乳製品（將吃富含Omega-6種子飼料的物種排除）。
可能的話，多吃野味；牠們所含的脂肪酸，與我們祖先在野外獵得的野生動物極其相似。如果您不喜歡油脂含量高的厚脂魚，或任何上面列舉出的食物，也可以利用含有Omega-3脂肪酸的油品做補充（需添加維生素E以免油變質）。

Tome 1
Chapitre 8

護心——避免動脈硬化

Q. 我們常常會提到動脈，卻沒有直接談過它。不是有人說，我們已經到了談動脈的年紀了？

A. 完全正確。這是大家口頭常說的一句話，在醫學上也有合理的解釋。這攸關兩項老化的因素：一是動脈粥樣硬化症，另一個則是動脈硬化症，這兩種疾病正是動脈血管發炎的反應。

Q. 問題的癥結在哪兒？

A. 血液可以到達我們身體組織最細微的部分，輸送身體所需的營養，並將廢物排泄清除掉。組織的阻塞會慢慢造成所有細胞體系缺氧，而血管突然阻塞可能引發嚴重，甚至致命的心血管疾病。
我們同時從起因與影響著手，預防心血管病變的出現（當然事前必須經過完整的分析），可以使這種動脈漸次硬化的症狀延後出現，甚至得到醫治，讓擔任體內重要聯繫工作的血液，能順利完成其供氧的神聖使命。

Q. 動脈粥樣硬化與動脈硬化有什麼不同？

A. 大體上來說，「硬化」兩個字指的是所有組織或器官的纖維性退化。隨著年歲增長，構成動脈的身體組織會漸漸失去彈性，變得比較僵硬。通常動脈的老化就叫做動脈硬化症。
動脈硬化症經常伴隨著脂類堆積（膽固醇）在動脈內壁。這些微白的脫落皮片就稱為粥樣硬化斑塊。碰到伴隨有粥狀斑塊出現的動脈硬化現象時，我們便以動脈粥樣硬化稱之。這是最常見的情況。
動脈粥樣硬化結合了大動脈（腹部動脈、冠狀動脈、腦動脈、小腿動脈）內壁變厚，以及粥狀斑塊阻塞其間的症狀。
膽固醇是血液運送脂肪中的一分子。膽固醇過量，便可能導致粥狀斑塊的形成。這與石灰石阻塞水龍頭管道的過程類似。年復一年，堆積物便會逐步吸收纖維蛋白原、粥狀斑塊、血液細胞及鈣，然後慢慢固化。

Q. 構成動脈粥樣硬化的主要因素有哪些？

A. 可能造成動脈粥樣硬化出現或惡化的因素有：
生活習慣：吸菸、肥胖、壓力過大、經常坐著不起身活動、吃口服避孕藥、酗酒等。
遺傳因素：有罹患心血管疾病的家族病史。
性別年齡因素：男性、更年期。
新陳代謝的毛病：膽固醇過高、糖尿病或痛風、高血壓。

Q. 抽菸會造成的影響有哪些？

A. 每天抽10支菸以上，就可能成為誘發動脈粥樣硬化的要因之一，其罹患心肌梗塞的機率是一般人的3倍。如果每天的菸量超過20支，心肌梗塞找上門的比率便是平常人的5倍，猝死的機率更攀升到6倍。
禁菸可以讓血管性病變死亡的比例降低為原來的一半。尼古丁容易使得動脈突然變狹小（因痙攣之故），而菸也會讓身體組織的氧供應量減少，並造成血液中一氧化碳處於過量的狀態。

Q. 壓力呢？

A. 壓力會導致身體組織釋出腎上腺素，引發動脈痙攣。當壓力重複出現的頻率過高，可能導致動脈高血壓的症狀出現，而動脈痙攣的一再反覆，也會損害動脈體系，動脈粥樣硬化症就可能因此現形。

Q. 為什麼要避免經常坐著不動？

A. 缺乏體能運動會減低動脈的抵抗力。多做運動則能增加「好膽固醇」的比率。步行、游泳和跑步，堪稱預防或延緩動脈粥樣硬化發病最有效的運動項目。

Q. 服避孕藥與更年期真的是動脈粥樣硬化的重要誘因嗎？

A. 是的。口服避孕藥與更年期（尤其是更年期過早報到時）是動脈粥樣硬化的危險因素。如果沒有跟其他的危險因素結合（包括抽菸），在飲食方面又能盡量避開含飽和脂肪酸的食物，只要總膽固醇值不超過3g/l（7.7 mmol/l），都還可以開出口服避孕藥的處方。但我仍建議服用劑量較低的口服避孕藥，同時必須確實做好定期追蹤檢查。

Q. 血膽固醇過高會導致什麼樣的後果？

A. 飲食中動物脂肪的含量高與動脈粥樣硬化有直接的關係。動脈內壁的粥狀斑塊增多，也跟血液中脂類的增加，尤其是氧化膽固醇的增多有關聯。

Q. 這其中是否有遺傳因素存在？

A. 發病的真正原因源自遺傳，還是個人生活習慣，有時候很難區分。但基因遺傳會對動脈粥樣硬化的罹患率有一定程度的影響，是不容否認的。

相對來說，男性罹患動脈粥樣硬化的比率較女性高。但過了更年期之後，兩性間的差異度會縮小。遺傳因素是最重要而且最複雜的。冠狀動脈疾病患者中，子嗣死於冠狀動脈病變的比率達30%。此外，在所有遺傳性疾病當中，家族性血膽固醇過多出現的頻率最高。

Q. 動脈粥樣硬化會有哪些症狀出現？

A. 病變的擴大是漸進的，而明顯的症狀會在40~50歲之間，甚至50歲以後才出現。當動脈阻塞達某種程度的嚴重性（70%~80%），而且身體組織細胞（心臟、腦部、腎臟、肌肉）開始產生缺氧反應，就是病情浮出檯面的時候了。

動脈粥樣硬化患者所表現出的症狀，完全視其受到牽連的動脈種類而定：

冠狀動脈：心絞痛與心肌梗塞。

腦部的動脈：輸送血液給腦部的一條或數條動脈阻塞，引發的腦部血管病變（AVC）。

主動脈：主動脈瘤、主動脈夾層動脈瘤。

下肢：下肢動脈阻塞發炎。

腎動脈：腎動脈高血壓。

Q. 動脈高血壓與動脈粥樣硬化間是否有某種程度的關聯性？

A. 高血壓無論源頭為何，都可能引發動脈粥樣硬化症，或加重其病情。同樣的，動脈粥樣硬化也會使高血壓的病情更複雜，更嚴重。

Q. 那麼我們要如何偵測病情？

A. 對動脈粥樣硬化患者的偵測，有3個主要的時間點：

1. 藉由醫生問診過程，評估整體的發病危險因素是否存在。

2. 靜坐休息10至15分鐘後，測量其動脈血壓。

3. 頸部、腹股溝（大腿動脈）與雙腳周邊（腳脈搏）的脈搏觸診。

淺表動脈通道聽診可以補足這項基礎檢測的不足，以便透過呼吸，推定是否有動脈變狹窄的情況。直接臨床檢測只能檢測到通道不會太深的大動脈：如主動脈、頸動脈、股動脈與小腿動脈。而可以使血管內血流測像顯現的超音波都卜勒檢測技術，則是簡易又極佳，而且不可或缺的測試方法。

Q. 可能會有哪些併發症出現？

A. 動脈粥樣硬化的併發症可能在動脈完全阻塞（血栓形成）時出現，導致血液輸送的區域出現梗塞狀況。

粥狀斑塊周遭的血液凝塊有時十分易碎。有一部分可能脫落，並移行至下游的動脈網。當血液凝塊停滯在比較小的一條動脈裡面時，就會引發栓塞病症。

Q. 這是難以避免的情況嗎？

A. 也不盡然。即使「老」血管抗拒粥狀斑片的能力較薄弱也不能稱動脈粥樣硬化為無可避免的病症。
動脈逐漸或突然阻塞，多半是動脈粥樣硬化造成的結果。但是也有幾種罕見的疾病例外，而且出現動脈阻塞症狀者，通常是年紀非常輕的非動脈粥樣硬化患者。這些主要是遺傳性的疾病，成因至今仍是個謎（譬如閉塞性動脈硬化症Buerger）。

Q. 動脈粥樣硬化症要如何防範？

A. 最重要的是對抗危險因素。
好的營養、阿斯匹靈、醋柳酸和Omega-3是最主要的治療管道。
如果是肥胖症患者或體重過重，就必須遵循我的「最佳營養」計畫，飲食以好的脂類、好的糖類為主，並要注意酒精不可多沾（再強調一次：抗胰島素現象的治療）。
如果沒有肥胖症，患者可以採行動物性飽和脂肪酸和單糖含量低的飲食安排。
我們平日飲食營養所含的膽固醇平均達600mg，然而比較理想的攝食量是不超過300mg。
患者必須注意：多攝取多元不飽和及單元不飽和蔬菜油脂（如葵花油、玉米油、黃豆油、油菜油、胡桃油、橄欖油、葡萄籽油）。
避開動物油脂（除早餐外）以及飽和油脂類（如全脂奶、奶油、肥肉、豬肉食品等）。
避免攝取膽固醇含量高的食物，如蛋黃，豬牛羊等動物的腦、腎及肝，胡桃、杏仁、鮮奶油、龍蝦、螃蟹、魚卵（包括魚子醬）。
最好選擇魚肉、小牛肉、家禽肉、馬肉，並且少喝含酒精的飲料。
葡萄酒的飲用如果適度，可以發揮保護動脈的功能。但要小心：酒精過量是動脈高血壓形成的要因，同時可能養成依賴性，同樣會有引發酒精中毒的陰影存在。
蒜頭內含有一種叫艾喬恩（ajoene，或大蒜烯）的物質，是天然血液稀釋劑，可以使血液保持流態，抑制血小板凝集（但要小心有過敏反應，或強烈的氣味產生）。

如果飲食控制仍舊難以讓血膽固醇降到正常量，就必須靠降低血膽固醇的藥物幫忙。

如果只是三酸甘油脂過高，藉飲食調整以及戒酒仍無法有效控制，就必須服用fibrates（纖維酸鹽），並選用魚油或以亞麻油為主要成分，富含Omega-3多元不飽和脂肪酸的蔬菜油。

其他的治療方式主要在對付：

動脈高血壓（飲食控制，如有需要再加上抗高血壓藥物）。

菸草中毒（戒菸會降低您在5年內發生血管病變的危險）。

最後要強調的是，如果您依照我的營養計畫去做，心血管疾病的危機會很快遠離，因為心臟與血管比皮膚及整體健康狀況新生的速度要快。

2

壽命長固然好，
更重要的是生活的品質，
要保持活力，每天心情愉悅…
我們希望您能根據我們的30天食譜，
擁有真正的健康。

Tome 2
Chapitre 1

愉悅——延緩衰老的祕密

所有渴望生活得更好、更長壽的人們，數百萬的讀者，在世界的不同角落理解並實踐著我的理念。但是，在我首部作品問世後的3年中，社會和科技有了很大的進步。我的認知和好奇心日益增長，大量的閱讀進一步豐富了我的知識。因此，現在我推出了這份完整版本，在書中我對過去的認知作了修改和增進。尤其我對過去只有片面認識的概念「我們所吃的決定了我們的健康」，現在我更確切地解釋為「我們所吸收的決定了我們的健康」。（通過吸收，憑藉腸屏障，讓營養進入到我們的血液和細胞中。）腸良好的滲透性自然而然帶來了良好的吸收性，良好的吸收性通常就能被視為健康的良好程度。

腸內壁是個1/40毫米的篩檢程式，隔開了兩個世界（想像一下，大腸內壁是如此微小）：一邊是外部世界，另一邊是內部世界，也就是我們的器官。外部世界便是我們生活的大環境，有著與我們消化系統共存的大腸桿菌的同一個細菌世界。而另一個「內部世界」就是我們的機體，我們的血液在組織中流淌著，使機體保持無菌狀態。當消化道酶和黏蛋白處於正常狀態，便積極吸收我們飲食中營養部分，並根據我們的需要再生出新細胞、新能量和新蛋白質等……這是人類的特性：每天再造細胞，再生機體能量。（我們每天應該再造50,000至100,000個細胞，這是個巨大的工程）。

我必須明確說明的是腸內壁和它的作用非常值得研究，比如愛德威爾・拜什（Eward Bach）強調了大腸的重要作用和身體的健康狀況，以及食品過度燒煮的危害（變質食品），當食品燒煮的溫度超過110°C時，將會改變物質的構造：所謂的變質食品的營養價值遠低於生食的價值，另外還造成了大腸細菌群和慢性病之間的關聯。

值得一提的還有伯爾・卡頓（Paul Carton）、克斯米娜（Kousmine,1980-1987）、波爾傑（Burger,1985-1988）和福瑞德（Fradin），他們都強調了這樣一個事實：我們和以前吃的不再一樣了，有些疾病變得更為常見。克斯米娜提到：「我們應該堅決指出工業製品的危險性。」「在礦物質、抗氧化、不飽和脂肪酸方面的營養缺乏愈來愈嚴重。」波爾傑更是專研於酶活性。而福瑞德則指明脂肪酸Omega-3的缺乏是引起不平衡性的起源。食品燒煮110°C以上的變質，以及乳製品和穀物的過度燒煮都不利於人體組織。與我們想法相關的是，我們還無法確定所有食品對每個人的健康都有相同的益處。對此的爭論不斷，但最終還是取決於您在閱讀完本書後，嘗試最適合您的食譜，作出您的選擇，您才是最好的判定者。

總之，通過與這些專家的探討或是參考他們的書籍，您能建立起自己的理念和醫學實踐。就像我在醫學方面，每天都在為各位平衡飲食做研究，因為良好的飲食必然導致良好的健康狀況，讓我們更長壽。但壽命長固然好，更重要的是生活的品質，要保持活力，每天心情愉悅，記憶力好，膚質也好，這一點正是可以通過我們推薦給您的食譜來改善，我們希望您能根據我們的30天食譜，擁有真正的健康。

在制定了食物表格和食譜後，應該更進一步的用誘人的、愉快的和更簡單的方法來解釋。但很遺憾，我並不是很擅長烹飪，於是我找到了一位在日本家喻戶曉的大廚來幫助我，他對日本和法國的飲食非常了解。他便是我在感謝詞中介紹過的松尾大廚，在日本，他經營頂級連鎖飯店。他修改了我的食譜，使之變得更舒適、更美味、更多汁、更易準備。他了解並相信我的一套方法。吃得好才是活力的源泉，他將之稱為「藥食同源」。

努力讓自己吃得更好。奧斯卡・王爾德（Oscar Wilde）曾說道：「所有我喜歡的都是不合理、不合法或是容易引起肥胖的。」他是有道理的，因為他知道區分口味好和有益於身體的食物，因為口味好的並不總代表對身體有益！味美的食物，通過中樞神經的分泌，給大腦傳遞了幸福和愉快的生物資訊（血清素、多巴胺或兒茶酚胺）。

葡萄酒

接下來談談葡萄酒，對於我們法國人而言，葡萄酒是出口排名第一的飲料，6000多年以來，葡萄酒是我們文化的一部分。家庭和宗教活動都離不開葡萄酒。它含有兒茶酸和兒茶素，飲酒2小時後，我們能在血液中找到這個成分。另外，還有類黃酮，與大腦苯基氮的感官相連，當人們飲一到兩杯酒後，就可產生眾所周知的肌肉弛緩和鬆弛效果。我們便能更快、更好地與他人交流。當然，如果酒量增加，大腦便會進入睡眠狀態，思維就會遲鈍。所以不能超量……

我非常有幸地參加了一次世紀晚宴，開創此晚宴的葡萄酒神父羅伯特・派克爾（Robert Parker）先生曾是我的鄰居。這頓盛宴是在2005年12月的東京舉行的，由日本葡萄酒學院組織。這是一場慈善晚宴，為了援助在洪水中受難的日本家庭。
菜單是由法國著名大廚喬埃爾・侯布雄（Joel Robuchon）先生編製，其中有20道餐和20種酒。羅伯特・派克爾向我具體地解釋了這些酒的產地。我的嗅覺和味覺，雖然無法在品酒時一一將它們分辨出來，但卻能在聽取解釋後清楚地了解它們之間的區別。

我興致勃勃地聽著，學著，努力成為一名葡萄酒的內行人。我清楚地記得當羅伯特・派克爾品嘗Chateau Laffitte（拉菲特堡）1860年葡萄酒時，流下了熱淚，因為他從來沒有品嘗過，很少有人飲過這些非凡的、在世上已所剩不多的葡萄酒。他當時向我惟妙惟肖地描述此酒，而我今天卻可以驕傲地說，我已品嘗過這瓶酒了。但有一點我不得不承認，在我看來，這並不是晚宴最精彩之處。

總之，這頓晚宴一直持續到凌晨3點，60位來賓都紅著臉離開了餐桌，都感到非常幸運能參加有生以來最卓越的一次盛宴。對於我也是一個腦海中永存的回憶！

葡萄酒是愉悅的源泉，塞涅雷醫生也同意這一點，且成為了我們各自食譜中的一部分。

我不鼓勵酗酒和嗜酒，但良好的健康和愉悅同葡萄酒及其他一些酒類是密不可分的。我要比塞涅雷醫生更為謹慎，我並不推薦啤酒，因為啤酒的蛋白質轉換會給消化增加壓力，會產生腸內壁的排斥物質，最常見的就是引起噯氣（嗝氣）和腹脹氣，久而久之如果飲酒過度，就會導致「啤酒肚」的出現。

愛不僅僅是性

既然談到愉悅：性愛是生活中的快感之一，它能對情緒和免疫系統的良好運作產生有益的作用。如果每週至少發生一到二次性關係並能達到性高潮，將使免疫球蛋白及血紅素增加，這將非常有益於身體健康。

我們應區分基於生理上，短期的熱戀階段和隨後階段的長期穩定關係，因為在這個階段，性行為繼續作為一種運動、表達能力和樂趣。我們對愛的理解更好，我們就更會注意性行為在精神和生理健康中起到的重要作用。

音樂和美容

或許您並不會驚訝，音樂同樣可以對我們的情緒和免疫球蛋白產生良好的作用。「慢板音樂可以使人的性情變得平和。」

另外值得注意的是，注射玻尿酸（透明質酸）或肉毒素除皺，只能表面上改善心情，提升在社會中自我的地位。當然，近視眼手術告別眼鏡，植髮、女人除汗毛手術等整形手術，使人的生活變得更好。美容萬歲！

美容可以讓一個全新的「我」變得更強大，今天的「我」比昨天更有信心！

我們很難一一具體解釋如何吃好，何時吃飯，因為效果不是一時就能達到的。至少需要一個月的時間來根據食譜，漸漸改善，排出毒素。這些毒素將通過腹瀉而排出，特別是在初期，腹瀉將持續一到兩週。只要耐心等待，不要因為腹瀉的加劇而驚訝，這是正常現象也是一個好徵兆。無論如何都必須要排除這些不良物質，最簡單的方法就是通過腸排泄。

Tome 2
Chapitre 2

不能忽視的過敏

除了我的信仰「我們所吃的決定了我們的健康」外，我總是說我們要時刻警惕身體的衰老，就如蘇格拉底（Socrates）所說的。由於飲食的偏好，我們需要定期分析我們的強處和弱處。因此，要睜大眼睛，而不是張大嘴巴。所有口味好的食物，並不一定對我們身體有益。總體來說，所有美味的食品都含有大量的糖、鹽、脂肪、調味料等。並不是所有的調味料都適合您。

在具體分析前，讓我們來討論一下無益食物。我會回答您心中的疑問。無益食物會通過腸吸收的混亂，而導致綜合性炎症（也就是免疫系統的排斥）。這是對食物過敏原的免疫系統的極端反應。這些過敏原會引發過敏反應（或過分敏感）。有些食物特別容易造成人體組織的混亂，尤其是乳類、穀類、海鮮類、一些水果、花生等。這就是美國航空公司取消花生作為機上零食的原因，因為在航行中發生過眾多乘客的過敏事件。

Q. 哪些是過敏症狀？

A. 我們肯定看到過親朋好友的過敏症狀，比如笛音樣地氣喘、流鼻涕、腸炎、頭痛和搔癢。將近25%的人對某些類別的食物、化學物品或氣體吸入有過敏現象。過敏現象是非常嚴重的，較為輕微的症狀表現為間斷地全身痠麻、疲乏、脫水以及其他的一些不良反應。這個現象的影響同大眾對它的誤解一樣嚴重。
症狀是多變多樣的，同時併發，擾亂我們的情緒。同一食物所引發的過敏現象在每個人身上的表現也是不一樣的，因為每個人的免疫反應不同。下文中會列出症狀的表格，幫助您了解您的一些病症可能因為某一食物引發。但是，這些病症可能也與其他的病理有關，只有歷史病例、檢查和化驗報告才能區分兩者。

Q. 哪些是引發過敏的原因？

A. 精神不穩定、壓力過大、遺傳因素、感染或炎症、藥物反應、環境污染、化學產品、食物添加劑和染色物，都是引發過敏的重要原因。

食物過敏症狀

消化系統	認知與心理
消化不良	情緒變化
噁心	焦慮
嘔吐	抑鬱
腸內輕度發炎	容易飢餓
腹瀉	思考不集中
便祕	疲乏
噯氣	**過動症**
腹脹氣	兒童舉止古怪
胃潰瘍	**頭部與頸部**
痔瘡	耳朵感染
腹部疼痛	流鼻涕
腸絞痛	鼻塞
泌尿系統	鼻竇炎
頻尿	頭痛
尿疼有燒灼感	偏頭痛
兒童小便失禁	喉嚨疼痛
心肺	口腔感染
哮喘	**多關節炎**
脈動不規則	類風濕
心律不整	**其他**
肌肉和關節	脫水
肌肉痛	體重增加
關節痛	發麻
關節炎	皮疹
	出汗過多

通過這個表格，您可以看到很多因食物過敏而引發的症狀。此表還並不詳盡。所以，即使您的症狀不包括在此表中，也不代表您

對食物不過敏。現在您可以問，是否您的症狀屬於典型的過敏現象……

Q. 如何知道自己是否過敏？

A. 大部分食物過敏可以通過血液抽樣來檢查。這個檢查在實驗室裡進行，快速無痛。您將簡單地了解到在您的飲食和環境中，需要避免什麼來最大程度的減少過敏，讓您的身體有充裕的時間得以休息和恢復。過敏反應會導致炎症，特別是腸炎，將危害細胞膜，這會在後面詳細解釋。

Q. 何時我們應該開始重視？遵照什麼樣的方法？

A. 當我們感到明顯搔癢、蕁麻疹或是飯後腫脹時，就應立即就醫。應該記錄下在過敏之前數小時所吃的東西：藥物和食物。如有必要，可以冷藏剩飯送檢。已被診斷的人，當遇到搔癢或是嘴唇腫脹現象時，應立即進行皮質激素和抗組織胺治療。當遇到呼吸困難時，應立即噴射支氣管擴張噴霧。當情況紊亂時（失去意識和知覺……），親人應立即為其注射腎上激素或叫救護車。搶救時間就只有幾分鐘！也就是說，極度過敏反應是很嚴重，很危急的，因為E型免疫球蛋白質所致。E型與G型免疫球蛋白不同，G型要等24～48小時後，才會發生過敏反應，所以危害性沒有那麼大，但是對消化系統影響較厲害。這些慢反應會因過敏原的停止而迅速減退，6個月後，通常在血液裡再也找不到這些物質了。相反，E型是起絕對性作用的，不會消退，總是有著相同的危險，甚至危及生命。

Q. 如何預防過敏反應？應該遵循怎樣的飲食規則？

A. 一旦確定了您的過敏食物源，您的醫生將根據以下步驟來照料您：排除和再引入過敏食物（抗敏階段）。排除階段是排除您過敏的食物。抗敏階段是在排除階段後，再漸漸引入這些過敏食物。
抗敏階段或引入階段的食物選擇應細緻有條理。這些過敏食物應該一樣樣地被引入。首先，應該返引那些營養價值高、過敏可能性最低的食物。只有在引入這些食物，並觀察您的症狀後，方可測試其他的食物。這是非常重要的，因為每一次過敏現象的再一次出現，都會造成機體恢復正常時間上的損失。另外，抗敏階段的食物應做法簡單，比如，當您測試牛奶反應時，應喝一杯牛奶，而不是一杯熱巧克力。如果您測試玉米，應吃一根不含奶油、鹽或胡椒的玉米棒，不要伴著薯條和調味醬食用。

切記根據食物類型，症狀的反應時間都不同，因此在測試不同食物的時候，間隙的等待時間很重要。任何食物都不應該在反應的可能期間被引入，不然將掩蓋反應現象。等過敏反應減退後再引入新的食物。如果症狀在吸收這些食物後出現，則不能繼續在抗敏階段吃這些食物。不然，會掩蓋您的檢查結果。食物引入過程是有趣但艱難的。您將對飲食、您的身體和健康有進一步的了解。此後，測試結果便能得到了。

通過測試、排除和抗敏過程，一旦確定引起您過敏的食物，對於您和醫生來說，下一步便是選擇治療方法。特殊的治療將包括飲食的改變、食物補充和在需要的情況下進行注射療法。通過治療，您將可能再食用那些原先的過敏食物。

Q. 過敏反應是否在第一次食用過敏食物後就會表現出來呢？

A. 您可能會食用某一食物數年，都沒有反應現象。當您的機體不再能像過去那樣抵抗過敏時，過敏便可能突然發生在任何時候。相反的，有些人會在第一次食用某一食物時，立即表現過敏反應。

Q. 過敏症狀總是在一攝入食物後立刻表現出來嗎？

A. 過敏症狀（皮膚的、呼吸道的、消化道的）可在攝取引發過敏的食物後的幾秒鐘、幾小時，甚至幾天後呈現。並不存在規律，而且反應也因人而異。

Q. 是否能對過敏食物實行減敏？

A. 目前，不存在對食物過敏的減敏，因此排除過敏原只有通過營養治療：包括完全排除食物過敏原。

Q. 哪些食物需要避免食用？

A. 牛奶、花生、雞蛋、魚、甲殼類、肉類、某些鮮果和乾果、大豆、小麥、草莓、蘋果、桃子、酪梨、奇異果、香蕉、栗子、芹菜、胡蘿蔔、胡桃、榛果、芝麻、葵花、發酵粉、無花果、馬鈴薯、大麥、扁豆、小豌豆、米……無法一一列舉所有可能引發過敏的食品。

現年48歲的安娜・克麗絲戴爾（Anne Christelle）兩年以來一直患有慢性咳嗽，雖然就診過很多次，一點都沒有改善。她的兄弟向她推薦了我的診所。檢查結果是她對乳製品、蝦、玉米、大麥、燕麥、芝麻和米過敏非常嚴重。在水果當中，她對香蕉、葡萄和梨有嚴重的過敏反應。她也對蛋白有輕微的反應。針對她的情況，她接受了週期性的治療，她的健康狀況因此大大的改善。僅再一次復診後，她就感覺不再需要就診了，因為她以前的咳嗽已痊癒。

Q. 孩子是否只對牛奶過敏呢？

A. 以下5大類食物會引起孩子過敏現象的佔比為76.8%：雞蛋、花生、奶、魚、甲殼類和乾果。但是孩子會像大人一樣對其他的食物過敏，比如小麥粉、奇異果、芥末、扁豆、大豆、芝麻……

Q. 需要盡早地給嬰兒餵食多樣化的食物，以避免將來的食物過敏嗎？

A. 這種70～80年代的方法是導致眾多孩子食物過敏的原因。對4個月以下的嬰兒餵食奶類之外的食物，會使孩子在2歲前感染濕疹的可能性增加1.5倍。現在，兒科醫生和過敏症醫生主張推遲嬰兒飲食多樣化，並且一樣樣的食物，用循序漸進的方法進行餵食，特別是對那些自身有過敏史父母的孩子。

Q. 什麼是交叉過敏？

A. 交叉過敏是種偶然現象，但越來越多已被鑒明出來。這些過敏是因完全沒有關聯的物質引起的，例如花粉、乳膠和某些食物。對乳膠過敏的人，應該小心奇異果，這就涉及了交叉過敏現象。如果您對橡膠手套或保險套的乳膠有過敏現象，那麼您將可能受到以下食物所引起的交叉過敏：香蕉、奇異果、酪梨、栗子、無花果、百香果、櫻桃、杏子、番木瓜。對蜱蟎目過敏的人可能對食用蝸牛有過敏反應。對樺樹花粉過敏的人要警惕蘋果、榛果、乾果、扁桃、桃子、杏子、油桃、芹菜、胡蘿蔔、馬鈴薯和奇異果。最後，如果對鳥的羽毛過敏可能引發雞蛋過敏現象。

Q. 是否全球化是引起某些過敏的過敏原呢？

A. 食物過敏的演變取決於基因和環境的整個因素。上個世紀，我們的飲食習慣徹底改變了，這是導致人們食物過敏現象驟然增加的部分原因。嬰兒食物過早多樣化、速食、外國食品、辛辣食品、世界各類烹飪餐館，我們的飲食大大地被改變了，向「全世界食物」開放，亦好亦壞。農產品加工業的技術改進，比如巴斯德滅菌法、冷凍、香味色素添加劑……都使我們的盤中餐和過去傳統燉雞完全不一樣了。如果對於我們之中的大部分人來說，飲食習慣的變化帶來了很多好處，但是對於那些有過敏遺傳史的人就是地獄，而且人數不斷的上升。

Q. 是否基因改造食品加重了食物過敏現象？

A. 目前還言之過早。在臨床經驗方面，我們還沒有發現對基因改造食品的特殊過敏。相反，某些食物蛋白質的基因改變，可能被運用於臨床的治療中。比如，花生，如果我們可以做到改變其中的過敏基因，我們就可以想像人們毫無風險的食用花生了。

Q. 農產品業是否應該建立標示制度？

A. 目前，在英國和德國已實施這項規定。我因此建議我的病人，比如對花生過敏的病人，去英國商店購物，因為產品標籤非常清晰明瞭：對花生過敏者禁食。過敏症醫生希望能標出明確的產品標籤，至少應標明出花生。現在，台灣的標籤對於家庭購買者來說還存在著很多的問題。

需要牢記的是：
如果您對確定的食物有極端的過敏反應，請一定要在專業醫生的監督下，才能進行抗敏階段治療。
找出您過敏的根本原因是長期恢復與治療的關鍵。

諮詢您的醫生，他將為您規定出最大範圍的過敏食物組（96種以上食物、24種香草和24種香料），任何過敏食物都不會被遺漏。在法國的檢查費用是249歐元，很可惜的是這個檢查費是需要自費的。因為，檢查要經當地實驗室送到專業的實驗室才能完成。這個檢查非常快，幫助我解決很多困難的問題，我會積極地鼓勵您去做這項檢查。
排除食物過敏是很重要的一步，因為不僅為了良好的消化，而且還為了擁有美麗的皮膚和充滿活力的生活。
我們通常更難抵抗對機體產生過敏反應的食物，因為這是一種類似於鴉片的精神麻醉劑的反應。欲望往往占居強勢，這是一種無法控制的衝動。
當然對其他情況的抵抗也並不簡單，因為我們要面臨習慣和癮念的力量。比如，對蘇打飲料、可樂和所有容易上癮的飲料的癮念是很強的，這是因為這些飲料含有糖分或其他衍生物，例如可樂中的磷酸。
我們需要2到3週時間來擺脫這些癮念。總體來說，我們可以重感愉快，因飲食帶來的樂趣可以保持一個月時間。因此，我們才設計了一個月的食譜。
在30天後，您將會發現其他的口味、其他的食譜和其他的樂趣。從那時起，我們會對您作營養管理，為了您能生活得更美好更長久更輕鬆。我想您肯定能理解「速食」的概念，而我用「好食」來代替這個概念，吃得更正確，更符合人體的需求。
我有兩個建議，其一，如果您真的有腸脹氣、噯氣、疼痛、消化困擾、頭痛、消化疾病、過敏，當然還有痤瘡或其他的一些皮膚病、濕疹或支氣管炎、鼻炎……的症狀，那麼根據30天的計畫，您大部分的症狀將會消失，80%以上能得到改善。
此外，如果您的身體良好，您希望保持這種狀況，那您將有更大的餘地，可以時常吃些計畫外的食品，當然不能隨心所欲的吃。
現在，我將提個更進一步的問題，您是否知道我們如何在年齡增長的情況下保持最好的狀態？這就是我接下來要向您介紹的主題。

Tome 2
Chapitre 3

小豌豆的營養之旅

年齡增長是自然現象，但不能任其衰老。

隨著年齡的增長，我們的體能下降，細胞機能衰退。我們因此會遇到很多情況，我們應選擇用怎樣的態度來面對衰老。

消極態度：「我漠不關心！」我漠視衰退現象，我吸菸、我酗酒，我無動於衷。總之，就像我點燃了一根有兩個燭芯的蠟燭，等待瞬間的熄滅。

樂觀態度：「我覺得衰老是正常的。」但是我願意遵循一些建議來面對這一自然現象。

積極態度：「衰老和我本人、我的生活、我的壽命息息相關。」對我來說，這是最重要的。對待自己的身體，不能像對待一件衣服，甚至是垃圾一樣隨便。我的身體是我的生命，為了能生活得更好更久，我會付出一切努力。為了更好地面對衰老，我願意聽取所有意見，即使有時與我的意願不符。

因此大膽表明，告訴我應該做什麼，僅此而已，我會注重研究如何控制身體的衰退進程，積極參與機體恢復療程。在法語中，更為文學的說法是：「我願意避免過快地衰退，反正我要向時間發出挑戰，使自己活得更年輕、更長壽。」這種態度將使您理解我們的人體是如何運作，我這就向您解釋。

讓我們試著理解人體運作。

當我們面對「盤中飧」時，應理性地對自己說道：「現在我所吃的將有益於我的細胞生成、細胞恢復、細胞再生，能量創造。」在食物面前，我們特別會想到要「填飽肚子」，有時「吃撐」，「撐爆皮帶」。總而言之，我們會考慮到一切，卻沒有考慮如何更好地給細胞提供營養和支配身體能量。

由於飢餓感，我們來到餐桌邊。在食欲到來時，我們要學會克制。食欲是人體發出的信號，讓我們知道應給自己身體補充營養，為了細胞再生的需求。您開始漸漸理解吃飯、貪食、吃撐、給受損細胞提供營養，這些文化間的巨大區別。

我反覆提醒自己，我們的身體每天將生成約50,000到100,000個細胞。7年間，機體可以再造10^{13}個細胞。在這段時間裡，可再生完整的一個機體。

我們對「細胞可塑性」沒有任何概念。我們的衰老只有以下兩種概念：好與不好！因此，當「我們生病了」，我們便會去看醫生。我曾經說過，我們之中很少有人會通過飲食來考慮生活和健康。我非常明白「健康是吃出來的」這個道理，但是在哪裡實踐呢？我想用不同的方式，簡單的、易理解的、有用的方式來向您解釋您的每一天。

那些想要保養身體的人（雖然我不願意用「保養」這個字眼，我想說的是保持良好的健康）對於吃得健康有著模糊的概念，首先要少吃點，少吃糖，少吃油，少吃鹽，少吃油炸，少喝酒，多吃綠葉菜，多吃水果，多吃蔬菜。

同意上述觀點的人是正確的。現在，讓我們試著去理解，營養是如何在我們的人體內到達細胞壁和細胞膜的。我要引入我的一位老師的思想，在他的心理學會考的口試中，他就大膽假設了自己是一個紅血球。因此，這個思想描述了一個紅血球在我們身體中的流動。

我也打算這樣，把自己想像成一顆小豌豆，向您描述我這顆小豌豆被消化的每個階段。通過這個方式，我希望您能更容易地理解我們的營養是如何出發到達細胞的，以及我們的身體是如何運作的。

首先，每個活機體（小豌豆）比如人體都是由碳水化合物、蛋白質、脂類、水、礦物質、維生素、核酸和微量元素組成。小豌豆被主婦從園裡採摘後，放入鍋中燒煮，使其變得美味可口誘人：多點鹽、少點鹽；多點糖、少點糖……從炒菜鍋到餐盤，從餐盤到刀叉和從刀叉到口中。

在這個階段，觀察三方面：

1. 這顆小豌豆是在怎麼樣的環境中生長的（我們是否能監督一切為有機的小豌豆？）
2. 這顆小豌豆是在怎麼樣的情況下燒煮的？如果是生的、硬的，那麼對於其含有的分子結構改變得較少。如果燒煮的時間久了，必定會改變營養結構。
3. 我將在怎麼樣的情況下品味這顆小豌豆？是否細嚼慢嚥？今後，在這點上，我們必須知道，嘴巴是消化功能的第一步，對我們的健康非常重要。

咀嚼非常重要，唾液和唾液澱粉酶的作用，是消化和開始分裂細胞多樣營養價值的基礎。我們可能會咀嚼和吞嚥小豌豆，然後滑進胃裡。不，我們應該先將小豌豆在嘴巴裡磨成碎泥，然後混入唾液再吞嚥。在這樣的情況下，小豌豆將更順暢地到達胃裡，胃和胃液將繼續搗碎，這不再是牙齒的機械運動，而是胃液的化學反應。

我們應該分解食物的結構和成分，然後再通過小腸：小腸非常長，相比之下，大腸就粗而短。腸會發揮它的化學作用，人體分泌的最有力的燃燒器──酶和所有細菌，來積極消化小豌豆。因此，小豌豆「勇敢前進」，通過人體變成生命必需的物質。提煉、淨化、消毒，這顆小豌豆也走上了「我們生命的紅地毯」。

在這裡，我想提及腸子表面、腸絨毛，和專門用於吸收有益物質並轉化到血液裡，排除有害物質，排泄糞便的腸道。

腸道面積的大小，您也許難以相信，有350平方公尺，比兩個網球場還大。食物在腸內進行篩選。同樣的，我們還可以在腸道內壁發現80%的免疫細胞。

我們將其稱為人體機構的哨兵，無論白天和夜晚都監控著一切。就如海關一樣，任何外來的東西都不能輕易跨過屏障。也就是說，壓制所有從我們身體外來的不良分子。

這裡我要引入一個新的、重要的概念。我們的健康要從我們選擇小豌豆做起，您已經理解小豌豆是如何到達我們的腸子，變成只含營養的簡單小分子之後，它就準備好要開始跨過腸子這道屏障進入到我們的內部世界。

我們的血液、動脈和淋巴迴圈世界：這正是小豌豆變成微分子，到達細胞膜的這個世界。然後細胞膜要對這個微分子進行篩選，對其所還有的新營養物質的用處進行「考量」，作出「放行」的決定來幫助細胞再生，或是不准這些物質融入到細胞中。

因此，這些被辨別後的小豌豆微分子，被我們的細胞膜接受，進入到細胞核。然後，細胞核將利用營養物質，並向其他的細胞成分發出資訊。這便是細胞的更新和必要能量的產生過程。

在整個小豌豆的「旅遊」過程中，從出發到終點，發生了一些我們需要理解的概念，以下便是我對您日常生活的評價和解釋。

我們吃飯首先是為了給細胞和細胞再生提供營養。

細心挑選食物，其良好的品質，決定我們的健康程度。

（這便是採納我們30天食譜的好處所在）

精心準備食物，其良好的燒煮，決定了我們的健康程度。

（這便是聽取松尾大廚建議的好處所在）

吃什麼，如何吃，怎麼享受吃的過程，決定了我們的健康程度。

現在需要強調醫生所稱的腸滲透能力。即由腸細胞的孔隙度來決定分子的滲入或無益物質的排除。

腸細胞的活動本身也是對無益物質的排除和過濾。免疫細胞將再次謹慎的對物質進行篩選，盡可能的排除外來物質跨過腸子這「這一道屏障」。先前，我們已經理解消化是基本的，現在便是同化階段，當然免疫系統同樣是很重要的，因為免疫系統將在細胞的幫助下，分離所有的食物分子或是消滅無益細菌。

因此，我的抗衰老醫療旨在使各位放心和明確以下幾點：

1. 如何更好的飲食，要警惕速食和會使人上癮的食品。
2. 如何保持完美的腸滲透性和良好的同化。
3. 如何保持健全的免疫系統，這一點非常難，因為這通常需要一位專科醫生的治療，但在醫學界這樣的治療學醫生很少。

當以上3條都做到了，我們才能期待活得更好，活得更久。為此，我們需要完成艱難的實踐練習：不僅要明白食物選擇的重要性，這只是一部分，同樣還要明白腸滲透性和免疫系統的重要性。

更明確地解釋以下我的兩個觀點：為什麼同歲的人當中，有些人要比別人活得更健康？為什麼我們會生病？因此也引發了其他的思考：為什麼有些人比別人老得快？為什麼有些人皮膚不好，過敏反應，風濕病，結腸炎，甚至最後發展為癌症？

因此，這是個怎樣的讓我們受到衰老和疾病束縛的不良機體呢？就讓我們來一一作答。

在此書先前所提及的一些作者，他們的理念趨向（我所同意的理念）可以給出答案：
我們大部分的疾病是有多方面因素的：當然有基因因素，還有環境因素，尤其是飲食因素和腸滲透性。事實上，這是三方面共同導致的結果：**食物的選擇，飲食的烹飪和消化吸收。**（餐飲環境同樣很重要）。

一碗食物將會被轉化為一切能被腸和其細胞吸收的細小分子（還記得小豌豆的「旅遊」嗎？）肽（peptide）或蛋白質、碳水化合物、脂肪酸、維生素、礦物質微分子……正如我上文所提及的，腸過濾同樣由免疫系統細胞組成，通過腸內膜來控制分子的進出，排除那些對我們身體無益的分子，或是細菌微粒。因此，免疫系統憑藉巨噬細胞來摧毀這些無益微粒。一旦這些食物和細菌的較大微粒跨過了腸內膜進入到血液中，它們將在我們身體的任何細胞中流動。這將導致一連串不良反應的出現。

首先，我們的食物將經口腔、胃磨碎，然後由消化液、消化酶和其他分泌物「黏蛋白」消化分解，最終才到達小腸。在這種理想的情況下，小腸內壁不會受到任何刺激。腸滲透性和多孔性完好無損，良好食物細胞被消化，通過腸過濾，沒有任何一個不良微粒進入到體內。

通過酶作用，一個化學轉變可以在短短的幾秒鐘內完成。如果沒有酶作用，相同的反應可能需要好幾天，因此酶非常重要。我們可以在生食或燒煮不透的食物中找到很多酶。

由此，每天每頓食用生食是非常重要和必要的。（為了保留酶，請不要過度燒煮您的食物，選擇松尾大廚的食譜，是必不可少的。）

免疫系統不會受到周圍的干擾，它監控、辨認、認定所有被吸收物質，比如那些可以到達血液循環系統內的物質，還有可以接近細胞表面的物質。細胞表面自身有很多受器和特殊系統，可以讓經過辨認和認定的物質進入到細胞內，並到達細胞核。在細胞核內，有著我們整個細胞世界的「大設計師」，憑藉數千基因，利用這些營養物和材料來製造新微粒，然後新微粒再製造新細胞。這便是細胞間複雜的反應鏈所產生的。值得一提的是，這也是整個生物界的規律：如果營養物質量高，那就會有新的好的細胞再生，也就是和原細胞更相似。年復一年的，如果這樣的細胞彙聚一起，那麼我們的機體就會老化得更慢。

這裡，我將補充對「抗衰老醫療」意義的看法。
事實上，所有提前預防的人，都是積極對待他們生命的人，儘早的到抗衰老診所諮詢就診，肯定能延緩衰老的腳步。我們無論在外表還是在機體功能運作的品質上，都將能年輕20歲：心血管、大腦、運動機能、內分泌、性功能、工作能力、性情、生活熱情等。

對於那些更晚明白這些道理的人，我想說：「我們可以讓您擁有看得見的年輕。」另外，美容從來都沒有過早，也沒有過晚的問題。只要您很好的遵循6到12個月的療程，您將看上去年輕至少10歲。

然後，為了彌補的時間可能需要更久一點，要等上幾年。但是，通過努力一切都可能實現，只需要作出決定。所以，不容遲疑，儘快的加入我們的行列。而我們，作為專業美容醫療醫生和抗衰老醫生，我們時刻準備著為你們服務，有效地用心地滿足你們的需求，使達到完美效果。鼓起勇氣，趕快行動吧！

接下來，讓我們關注一下營養物。我們都知道，營養物的另一部分將進入到細胞間單元，被稱為粒線體。這些細胞單位專門製造細胞所需的能量，他們能生成人體細胞所需的碳水化合物，被稱為三磷酸腺苷。由此可以解釋我們人體的疲乏和能量缺乏。在正常情況下，良好的物質將被細胞吸收，因為沒有太多的「垃圾」物質需要排除，所以細胞可以集聚在一起，製造能量，讓您因此充滿活力。但相反，如果在不良的情況下，就會讓您感到疲憊。於是您便會問：我的細胞怎麼了？為什麼它運作不良？為什麼我的體力愈來愈差？

好好研究您的飲食，趕緊行動。因此我會建議您遵照我們30天的食譜和食物表，聽取我們主張的飲食建議，我向您保證，在這30天時間內，您可以發現明顯的變化，您將重現活力。

您的機體將排毒，也就是說排除那些積存著的無益分子。除了通過腸腹瀉和腎排尿外，皮膚同樣可以排出「垃圾」，您可能臉上會出現青春痘，無需擔心，這種尷尬的情況只是短暫的。相反，皮膚會見證您因為飲食的不同，排淨身體和細胞。

這個時期一過，第一個月的治療後，您可以自己來判斷效果：
疲勞消除
皮膚平滑有光澤，沒有青春痘
髮質和指甲變好
（您可以用一把小刀，在拇指的指甲根部刻上一個記號，通常情況下，6個月過後，這個記號就會消失，這便是細胞更新的良好見證。）

總之，您的癒合能力好，您的抵抗力好，您健康狀況良好，最終您將能活得更好，活得更長久。那麼，到底發生了什麼使「一切都不好」，甚至得了癌症：我想要搞明白理由，為什麼？怎麼造成的？

我先前解釋過，有兩個主要因素破壞了體內平衡。飲食和腸滲透性。當然，另一個與外界有關的黏膜同樣會產生問題。所有我們呼出和吸入的都通過肺黏膜和肺泡。特別是吸菸，環境污染和氣體……就使消化道和呼吸道造成了失調和疾病。但是90%的問題是由食道和消化道造成的。腸內細菌要比人體細胞多：10^{14}細菌和10^{13}細胞。腸內約有500種細菌，這些細菌對於我們的生活和生存是必需的，沒有這些多樣化的細菌，我們食物的消化和吸收是無法完成的，所以就不能正常生活了。正常情況下的細菌群是完全可以承受的，它們與我們的人體共存著。當然，這些重3公斤的細菌群相當於一個完整的器官！

不良飲食是「一切都不好」的起因，太多的糖分、太多的澱粉、太多的油脂、太多的鹽、太多的油炸食物、太多的變性蛋白質、太多的動物脂肪、太多的碳水化合物、薯條……這樣的飲食對我們的腸道無益，從而改變腸滲透性，導致細胞多孔性的改變，使得那些不良分子進入到體內。腸的排斥作用不發生效用了，就好像在雨中，當濕透後，最終的排水效果沒有效能了，導致水的進入。您也像在雨中，一直淋濕到骨頭。

這種不良飲食造成以下的後果：食物的大分子不被腸吸收，引起刺激，這增加消化工作，特別是細胞分離。就這樣，我們的身體被不良物質侵佔。就如雨量過大，濕透了，「垃圾」氾濫，滲透性便不起作用了。

那我們面對這些分子該怎麼辦？我們的機體將如何處理這些分子，怎麼將它們排除？

體內不同的新細菌，將有助於消化、同化食物，一方面有利於糞便的排出，另一方面有利於人體吸收。

當消化困難，這些被稱為腐蝕細菌的新而強大的細菌將導致一些不適反應：腹氣脹、腹部腫脹鬆弛、頻繁噯氣……大部分情況，這些脹氣會令人感到酸嘔。而正常的腸胃和身體，我們是感覺不到疼痛的，沒有腹脹，只是偶爾噯氣。當您輕壓腹部時，它是扁平的，沒有聲音，沒有疼痛的。

所以當有過多的腐蝕細菌群時，將會出現以下徵兆：腹部變成一個真正的圓鼓。消化慢、舌苔厚、口臭或有異味。口臭並不是我們想像的由蛀牙引起的，只是因為腐蝕細菌群由結腸到小腸，然後氣體經嘴巴排出，這就是口臭的原因。（雖然難以置信，但這卻是事實。）

不需要再找其他的理由了，您應該已經明白您的一些問題的原因。當然，咀嚼的不足也將引起相同的問題，因為口腔消化和胃消化不徹底。所以結腸要完成本應屬上消化道完成的任務，憑藉新的細菌鏈，消化任務在結腸中完成。

我們的免疫系統同樣會摧毀大部分的食物和細菌大分子，但某些大分子很頑固，會一點點擾亂多孔性和腸滲透性，如此情況就會愈發糟糕了。這是體內所有問題的成因。如果您意識到腸系統不好，而且細菌和食物便於滲透了，那您就應該立即找出原因，趕緊行動。這些物質將會跨過腸內膜，並抵抗一些免疫細胞進入到血液和細胞內。當腸黏膜病變，有太多的孔隙時，就會讓所有這些無益分子進入。腸細胞的間距越來越大，表示多孔性加重。（太多雨水，濕透了，就不再有擋雨效果了？）

在這個階段，會發生下列情況：這些物質和大粒蛋白質分子到達細胞表面，被吸收或被排出。大部分的分子將不能被細胞認定，因此它們將無法進入到細胞內部世界中，也無法再造其他細胞、其他能量。但是，它們中的一些和我們人體其他的分子很相似，所有，我們真正的免疫細胞、巨噬細胞、多核細胞也會攻擊這些相似分子。但是對於免疫系統來說，區分不同的蛋白質是非常難的，所以這就造成自我免疫攻擊疾病的產生。比如，人體可能會攻擊甲狀腺細胞或胰臟細胞、關節細胞，因此會出現甲狀腺炎、糖尿病或類風濕性關節炎。

還有一些大顆粒細菌或食物分子，如果它們沒有被免疫系統排斥，將會遇到其他情況，或進入到其他地方……有些分子在沒有自我免疫攻擊情況下，被免疫系統氧化、消滅或部分抵消。它們將在外部和內部細胞系統中堆積。這是可能出現的情況，因為機體和細胞膜的表面也有能力吸收一些細胞分子，讓它們進入到細胞內，但是不會利用它們來再造其他的細胞。「因為這些細胞分子沒能得到認定」，但是僅僅讓它們完成氧化，給它們貼上「垃圾」這個小標籤，然後這些「垃圾」都被聚集在一個迷你的「垃圾袋」中。

當我們年輕的時候，機體幾乎能全部氧化，更長時間地承受「垃圾」處理過程——積聚的過程。但是，隨著年齡的增長，這些細胞內部的垃圾積聚，將會影響細胞正常的運作。細胞的新陳代謝變得複雜，資訊傳遞變差，所有細胞活動減弱。

總而言之，細胞病了，細胞的複製越來越慢，直到癌細胞的出現。在這樣的惡性過程中，我們可以從人體病理學中找到解釋。其他的分子將積聚在細胞外部，在細菌間隔而不是在細胞內。我們將這種間隔稱為細胞外間隔。和其他情況一下，所有的系統都被堵塞、阻塞，將導致大量的疾病，其中就包括癌症。

我們再說說關節疾病，一個常見的病症，膽固醇過剩和動脈過早衰老（動脈硬化症和動脈粥樣硬化），當衰老加劇時，就會導致帕金森——製造多巴胺的細胞無法正常運作了，阿茲海默症和其澱粉樣變膿腫（也就是大微粒一點點損害我們的大腦），某些心理沮喪的表現也同樣可以找到醫學解釋，糖尿病和肥胖症也是一樣的。

那麼那些機體無法損毀的分子將會怎麼樣呢？機體將求助於人體「道路清潔工」——免疫和血液系統的大微粒，它們將在我們的排泄系統中流動。

肺、皮膚、腸、腎臟排除「垃圾」的活動很重要，當這個活動超出了排泄能力時，就會產生皮膚問題：粉刺、濕疹、牛皮癬。和其他的排泄器官一樣，當有太多的多核細胞或巨噬細胞被氧化的無益垃圾塞滿時，它們到達皮膚表面，最終就會產生皮膚炎症，引發所有的問題。就好比一個垃圾箱，當垃圾太多了就會外溢。在自然界，垃圾箱通常被塞得過滿，您從來沒有注意到嗎？也許是偶然的機會，但無論怎麼樣，滿是垃圾的細胞，填滿了其他的器官，導致它們發炎，引發皮膚病，還有肺病（肺感染、哮喘、呼吸道問題）或是結腸、腎臟炎症。

所有這些疾病只需改變飲食和恢復腸滲透性就可以簡單治癒。當然治療還是必須的，但只需3到6個月，很多問題就可以被解決和改善，這正是我每天努力希望取得成功的事情。

如果制定了營養食譜、嚴格遵照營養食譜，那麼皮膚病等就很難發生了。但是，一定要專心地聽取醫囑。所以，如果您參照了松尾大廚和我們共同制定的30天飲食計畫，您將會見證您皮膚的改善程度。良好的皮膚必定需要良好的飲食和良好的腸滲透性。

皮膚是反應「腸屏障」的鏡子，不正常的有疤、有孔、有腫塊的皮膚正是腸的真實寫照：穿孔、凹凸不平、多孔隙、滲透性差，讓所有的細菌或食物分子進入到腸內，而這些分子則通過皮膚排出。皮膚因此反映了體內的痛苦，腸的痛苦，細胞的痛苦和混亂滲透性的痛苦。

總之，積極改變飲食習慣，您的機體將會魔力般的修復所有受損細胞：首先修復腸細胞，然後是皮膚不再因為腸細胞而發炎，它將排除體內垃圾，自我修復。

大約需要3到6個月來恢復正常和自我修復，所以您必須積極、勇敢、主動，因為只有您的意願才能有助於克服食物癮和飲食衝動。大腦和神經內分泌系統控制著我們，引導我們的飲食嗜好。現在應該由您來決定戒吃甜點、乳酪、冰淇淋、薯條、奶油麵包、可頌麵包等。這個過程並不簡單，因為在我們盤中有太多的誘惑！太多的美味了！

事實上，當人體保持平衡時，千萬不能忽視保養，一旦您忽視了機體的抵抗，您遲早會付出代價的：關節疼痛、疲勞、關節病、肥胖、糖尿病等沉重的代價。

其他的排泄器官也會受到痛苦，比如肺部疾病——哮喘、呼吸困難；結腸疾病——結腸炎、結腸痙攣等；腎臟疾病——腎炎、反覆感染等。所有的器官都發出警告，它們正在承受痛苦。

讓我們再回到飲食，便於更好地理解。

我說過只要適量的攝取，沒有任何一個食物是有害的。但是不能過度改變食物的性質，只需稍稍烹飪，盡可能將食物燒煮得生一點，儘快適應松尾大廚的飲食。每天，我們都需要食用生菜沙拉，因為它能帶來消化酶及良好的黏蛋白，幫助消化。蔬菜、水果、魚、白肉、紅肉微煮。所有的詳盡細節都會在「營養時段」計畫中介紹，我也會在最後一個章節中向大家描述。

我不希望我們的食譜計畫變成禁食主義。我們總是會因為某些原因而逝去，我也一樣，我不願意只是為了生活得更長久，而不惜代價在飲食上做出一切的犧牲。

但我試著盡可能的不偏離我的原則，我也是這樣建議我的病人去做的。我們可以在需要的時候，為了短暫的幸福感而吃一些計畫外的食物，但當我們吃了太多的不健康食物時，我們同樣要知道回到食譜計畫。我就像著地時的領航員一樣，用平衡桿來完成降落。您也要這麼做！但是，如果您正處於不良的情況，不要猶豫，請完全依照食譜計畫。和松尾大廚一樣，我們希望推動「活得更好，更長久」理念，通過結合良好飲食、烹飪、緩解壓力、體內健康、體育運動和自我照料，以此來幫助每一個人重塑健康。我們計畫在旅店組織一些餐飲活動，比如馬來西亞或在葡萄牙，慶祝關於「活得更好，更長久，長壽與健康」主題的假期新理念的誕生。

在您的周圍，良好飲食、研討會、資訊會、烹飪課、大海、沙灘、游泳池、高爾夫，可以達到通風和清淨肺泡，達到零污染。體內和體外，我主張的SPA和護理有助於減壓、排毒，排出所有積聚在我們肌肉、骨頭、關節等細胞內的分子。

您應該明白，我作為專科治療醫生，重於改善飲食來修復黏膜，或找出根本的原因。恢復腸細胞的正常活動，給細胞提供適合其酶與消化能力的飲食。簡化飲食，攝取纖維、維生素、抗衰老物質、礦物質、不飽和脂肪酸。我們所稱的Omega-3和Omega-6可以癒合細胞膜，由於氨基酸（穀氨醯胺）的作用使它們恢復柔韌和彈性。

因此，漸漸地腸恢復了良好的多孔性，有益的食物分子在體內流動，細菌分子的消滅使機體能建立起完美的新陳代謝功能。這些便是美麗、能量、活力、長壽、幸福的源頭。通過這個過程，您將會明白一切都在慢慢改變。當然，我們每個人都是不同的，我們遺傳的能力的好壞也是因人而異。但我認為，毅力可以創造奇蹟！只有意願和毅力才能使您達到理想的結果。所有失敗的人都能找到好的藉口，基因是一個原因，但是您的健康主要取決於毅力和意志。

在進入到最後一個關於食物表和食譜的章節前，先讓我抽象地、更簡單地向您解釋我們所主張的飲食理念和我的「營養時段」計畫。

我們的飲食可以追溯到5,000年前，我們的消化道不適合利用大部分的最新發明的食物分子，我們的人體將無法認定這些分子，就像我先前解釋過的。

就像克斯米娜、波爾傑、塞涅雷所主張的，我們只能食用過去就有的食物和野生動物。但這樣的說法較為極端，因為我們已不再處於相同的環境了，所以我們要盡可能的去適應新環境。我們要創造新世界，並結合生存環境，使我們生命中的每一天都活得更幸福。這便是「營養時段」計畫所追求和研究的目的。

Tome 2
Chapitre 5

營養新階段

在營養學方面，我們仍然需要擺脫一些理念。我更願意推崇最新的科學研究成果，而不是重複過程的概念。低熱量的飲食制度在長時期的見證下，暴露了其無效的結果，因此，我們現在可以放棄這個制度。我的計畫是結合於「營養時段」新概念，我們攝取機體所需的食物，根據我們每天的活動，特別是在消化過程中，每個器官的消化分泌作用。我這就為您解釋。

「同樣的戰役，幾乎完全一致的主張」
學會控制體重平衡：營養時段——減肥／抗衰老

五個重要器官在一天中的一些時刻都會進行消化分泌工作。我的方法可以減去多餘負擔，接著，長期保持體重的穩定，如果您一直遵照我的理念，您的體重將能一直保持下去。

五個涉及消化的器官：腦、肝、胃、胰和腎。大腦作為人體的大型調配者，控制了「飲食信號」。早上，當我們醒來，我們需要肉食提供能量，需要蛋白質來合成新細胞，需要一點澱粉性食物來確保能量燃燒的順利完成。

肝臟的分泌物可以最大限度地消化脂肪，促進蛋白質合成。胃總是為了消化剩餘的菜（胃無法選擇！）。早上，不應吸收糖分，避免引起胰臟分泌物。糖分應於下午攝取，因為這是胰臟開始正常生產胰島素的時候，這樣有利於糖分的吸收，不造成身體損失和胰島素過剩。

記住我們身體器官的作用——
早餐：身體需要蛋白質、優質脂肪和碳水化合物。
午餐：身體需要蛋白質、優質脂肪、維生素、礦物質、橄欖油中的酶和水果。
下午4~6點：身體需要維生素、礦物質、蔬菜中的酶和優質脂肪。
晚餐：身體需要蛋白質、維生素、礦物質、魚和肉中的酶。不食劣質脂肪和糖類。給腎臟時間清理身體。

我們需要一個好的腸道環境和酶來保護腸壁細胞的通透性。腎臟需要清潔我們的身體，這是個艱難的工作。我們需要能量，否則肝臟和胰臟就不會吸收任何澱粉和脂肪。胰島素自然分泌的高峰幫助我們消耗糖類。我們需要蛋白質和優質脂肪來產生能量，我們需要優質脂肪來為我們結束一天提供能量。

每天至少喝2公升的水，有規律的吃橄欖油。

中午，我們應該攝取蛋白質、紅肉，或白肉、魚，適量的澱粉性食物和250克的不含澱粉的綠色蔬菜。我們加入一點橄欖油，為了「維持體力」，也就是避免飢餓。

晚飯，需要絕對避免胰島素分泌：無糖、無澱粉、無酒精、無水果。晚上，胰島素處於「假期」中，「睡覺」和「休息」。如果可能，理想狀態下只有胃在工作，腎臟此時則應開始清理機體。有人說，我們的腎臟在夜晚負責「洗碗」工作。如果夜間有個良好的「清理」，那麼早晨將會愉快地醒來，沒有厚舌苔，沒有壞心情，準備吃重要的早餐。每一次困難地醒來，都表示夜間混雜的消化，比如過多的不同食物，太多的酒精，太多的糖分，太多的油脂，不和諧的消化造成了嚴重的機體混亂。

在這點上，我作出總結，那些有大肚子的人只要按照我上述提到的晚上食譜（肥魚，不含澱粉的蔬菜），就可以完全減掉肚子的脂肪。 至此，該由您來選擇了……

糾正對心血管的偏見：脂類和糖類，以及纖維和抗氧化食物的正確選擇，可以減少心血管疾病，保證良好的膚質。

增加活力：我和松尾大廚推薦含大量維生素、微量元素和礦物鹽成分的飲食，來幫助您重現活力。

協調營養與美食：吃飯是一個最普通的行為，是愉快的根源。我的方法證明了減肥和變年輕不等同於憂傷和剝奪吃飯的權利。您可以在一天內的適宜時刻吃您喜愛的食物。告訴我您愛吃什麼，我就會告訴您何時可以吃您的最愛。

活得更好的全面步驟是：無壓力生活！

對於減肥，我並不強制我的建議，我提出的是一個預防步驟和全面健康的看法。壓力因為荷爾蒙分泌（催乳激素、皮質醇）造成發炎反應。我由經驗所得的建議將幫助您更好地理解您與食物間的關係。您將會發現，吃得少點，變得瘦點同樣可以帶來愉快。飲食計畫將改善您的健康和膚質，達到完美程度，有助於燃燒您的脂肪，加強肌肉，緩解壓力。

我們的計畫旨在抗發炎，抗氧化，降血糖，重塑您的線條。30多年來，自從我還是一名年輕的醫生開始，我就尋找一個理想的營養模式，簡單實用，無需強制，容易實踐，令人愉快，因為我們可以盡情地吃。那麼，我是不是在嘗試解決一個無法解決的問題呢？事實上，我需要把精力放在營養時段的「時間」上。因為，要根據不同的餐飲時間，來吃不同的食物（早餐、中餐、下午茶和晚餐）。我們在4個時段的餐飲時間，帶來所需營養物，這不涉及一個強行制度，只是在一天中適宜的時候，選擇良好的食物。

這是個理想的計畫，因為每位病人都能簡單遵照計畫，就像是「生活營養計畫」。就如美國人所說的，「life time」翻譯為「生命」。換句話說，就是將「營養時段」作為一個融入到每天生活中的營養理念，直到永遠。

3

先吃蛋白質！
喝多點水，
多吃魚，
盡量避免甜食，
不食用任何澱粉和油炸食品！
所有的茶都很好。

我的「活力一年輕」營養時段計畫

黃金法則

1. 每頓餐都以一小份蛋白質開始；
   先吃蛋白質！不是我一個人這麼強調的，請您放心！
2. 喝多點水，讓您身體更舒適，
   您需要喝您的 [身高(cm)+體重(kg)]÷100 的水(公升)。
   比如，您身高為170cm，體重70kg (170+70)÷100=2.4 (L)
   這就是您每天應該喝的水，當天氣熱的時候，需要喝得更多（約每個小時喝一點）。

   起床後喝一杯水（水溫為常溫）
   早飯前再喝一杯水
   早飯以蛋白質開始

   早餐範例
   炒蛋：3個蛋白1個蛋黃
   一片火雞肉，去皮烤雞，或沒有燻製的鮭魚
   60～80克麵包
   1或2個番茄+橄欖油（必不可少）

   建議將橄欖油倒在所有食物上。每頓早餐可以結合個人情況來選擇，比如口味、食物喜好、消化能力。
3. 每天三頓飯，另加下午4點的下午茶。
4. 如果您餓了，多吃一點蛋白質，增加橄欖油的攝入量。
5. 避免食用引起胰臟產生過多胰島素的食物。
6. 多吃魚
   有規律的食用阿拉斯加生魚片或天然生魚片，每週至少3或4次。
   多吃生魚或厚脂魚，根據不同性別，男人當然量要多！
   不要忘了鯖魚和在法國很受歡迎的沙丁魚。

7. 盡量避免甜食。如果您需要甜食，僅僅在下午4點~5點之間食用。
比如：一條可可含量高於70%的黑巧克力，現在可以買到可可含量達86%甚至更高的巧克力。再加一個推薦的水果（譬如蘋果）。

8. 不食用任何澱粉、油炸食品。吃定量的蔬菜，不要超量。
晚飯不喝湯，特別是您如果患有動脈高血壓或蜂窩性組織炎。

9. 選擇推薦列表中適合您的水果，在適宜的時候吃，
如近中午的時候或下午。

10. 咀嚼時間更久，直到成為液體時才下嚥。
11. 如果您晚上不餓，請盡量少吃，或不吃晚餐。
就如格言所說：「只有將要死去的人才吃晚飯」。這能行得通！

12. 請牢記：添加橄欖油和檸檬汁，提升您的口味。
13. 選擇良好的油脂，如橄欖油、酪梨或肥魚。
避免食用對您細胞膜有害的油脂：「連環殺手」（主要是油炸動物油脂）和油炸食品（丙烯醯胺）。

14. 您的細胞膜和您的腿一樣的重要，膜就相當於您細胞的腿。
15. 永遠都不要忘了您的處方，在吃飯時，服用營養補充劑。
16. 不要在服用Omega-3和Omega-6後喝熱飲。
17. 您可以根據以下方法推算蛋白質份額：
紅肉：身高(cm)+100　比如：170+100=270克 肉
白肉：身高(cm)−40　比如：170−40=130克 烤雞或火雞

18. 每週最多可吃1到2次其他搭配食物，這是當您找不出其他辦法，但又想吃自己愛吃的食物時。但當您處於減肥狀態，只能吃一次。

適合我的「活力一年輕」營養時段的食物搭配表格

第一組：蛋白質

肉	魚
牛肉 小牛犢	見「我們最愛的魚」
家禽肉片	
雞肉	
火雞肉	
珍珠雞肉	

第二組：蛋白質

乳製品	海鮮	蛋
費塔乳酪	生蠔	
布里乾酪	簾蛤	
卡門貝爾乾酪	牡蠣	
羊乳乾酪	蟹	
洛克福乾酪	龍蝦 蝦	

對於不愛吃乳酪的人，一定要在晚上補充鈣片和維生素D。

第三組：油脂類

葵花油
花生油
橄欖油

第四組：糖類或碳水化合物

碳水化合物	麵包類
米飯（除了白米）	所有麵包（除了白麵包）
麵類（盡量選擇不是白色的麵粉）	
紫米	

第五組：其他的糖類或碳水化合物

一天中任何想吃的時候，可攝入的碳水化合物
推薦蔬菜
番茄　蘆筍　酪梨　黃瓜　葉菜類
四季豆　椒（綠、橙、紫、紅和黃）　根菜類
綠花椰菜　菠菜　布魯塞爾小甘藍　花菜
蒲瓜　南瓜　大蒜　生薑　高麗菜
蘑菇　洋蔥　苦苣　菊苣　西生菜
芹菜　茄子　小豌豆　羅蔓生菜
推薦水果
蘋果　漿果（桑莓，越橘，藍莓，草莓）　櫻桃　葡萄
柳丁　柑橘類（特別是檸檬，為了增味）　梨
桃子　李子　甜瓜（除了西瓜）
推薦香料
生薑　芫荽　茴香　桂皮　辣椒　紅辣椒片（乾）
推薦豆類
大麥（完整的，為了做湯）
四季豆（包括黑豆，鷹嘴豆，紅豆，扁豆）
燕麥片（以傳統方式燒煮，磨碎）
推薦調味品
初榨橄欖油（西班牙／義大利／希臘／法國）
法式芥末醬（這也是我最喜歡的）
推薦冷凍食品
不含添加劑和色素的
推薦飲料
綠茶（熱or冰）　迷迭香茶　百里香茶
所有的茶都很好！　礦泉水（大瓶裝）
推薦香草
羅勒　小茴香　月桂樹　薄荷
牛至　迷迭香　百里香

進一步了解「七種蔬菜和水果」

紅色蔬果

番茄含豐富的番茄紅素（抗老化，保養前列腺），避免吃西瓜。

紫紅色蔬果

含豐富的花青素（抗老化，保養心和大腦）。
草莓、黑醋栗、桑果、李子、蘋果，青椒也屬於這一類。

橙色／黃色蔬果

含豐富的β隱黃素（抗老化，有助於細胞間訊息的傳遞），
並且含有豐富的維生素C。
這一類中，只需選擇柳橙和桃子。

純橘色蔬果

這一類蔬果應盡量避免，除了生胡蘿蔔和甜瓜，
它們含有有益於皮膚的維生素A。

白色／綠色蔬果

含有豐富的抗腫瘤、抗老化的元素。
如大蒜、歐芹、羅勒、芹菜、苦苣、梨……食用葡萄要注意。

黃色／綠色蔬果

小豌豆、菠菜、梨、酪梨、西班牙甜瓜等，含有豐富的葉黃素和胡蘿蔔素，具有抗老化作用，對視力也有好處。

綠色蔬果

綠花椰菜、高麗菜、大白菜、布魯塞爾小甘藍，含有豐富的抗老化作用，維生素A、C和E，有助於摧毀某些肺部和結腸內的癌細胞。

我們最愛的魚

總體上，魚所含的脂肪愈多，所含的Omega-3的比率愈高，這對我們的細胞膜極有好處。

多元不飽和油脂含量高的魚（油脂占5%以上）
鮭魚（顏色愈呈粉紅色，營養愈高）
鯖魚
鮪魚
海魴魚
沙丁魚
鱒魚（顏色愈呈粉紅色，營養愈高）

油脂含量中等的魚（油脂占2.5%~5%）
大西洋庸鰈
黃鰭鮪魚
鯔魚
箭魚

油脂含量低的魚（油脂占2.5%以下）	
鱈	鰨
太平洋庸鰈	石斑魚
青鱈	小鱈魚
鮫	海鱸
鰈	黑線鱈

極易引發胰臟炎和過多胰島素的食物列表

實施計畫中應避開的食物

- 含酒精飲料
  包括開胃酒、酒精含量高的、啤酒、甜燒酒。如果吃飯時不能避免喝酒，那麼只喝一杯的量。
- 穀物（除了燕麥片）
- 可頌麵包
  如果您不需要減肥，那麼16點的下午茶您可以吃一點。
- 含有過多動物油脂的食物
- 冰淇淋
- 果醬和果凍
- 人造奶油
- 法式薄餅
- 巧克力
  （除了含有70%以上可可的巧克力 ）
- 醋漬小黃瓜
- 爆米花
- 馬鈴薯
- 葡萄（除了下午茶）
- 蘇打水（包括無糖汽水）
- 油炸食品：薯條、速食等
- 硬乳酪
  除了費塔乳酪、帕馬乾酪、羅馬諾乳酪。

- 培根
- 香蕉
- 餅乾
- 乾果
- 熱狗
- 鬆餅
- 芒果
- 糖漿
- 糕點
- 豌豆
- 奶油
- 糖果
- 蛋糕
- 咖啡
- 蛋塔
- 披薩
- 麵食
- 布丁
- 南瓜
- 果汁
- 糖

30
三　十　天　食　譜

1

	午餐	下午茶	晚餐
星期一	牛肉蒲瓜米飯	香味蘋果湯	檸汁紅蝦肉 香草番茄片
星期二	檸汁雞肉片 羅勒黃瓜片	肉桂橙子沙拉	焗鹽鯛 豆芽嫩菠菜沙拉
星期三	普羅旺斯羊排 普羅旺斯四季豆	草莓拌小荳蔻和菲奴酒	韃靼鮭魚 野苣沙拉
星期四	韃靼雞肉 韃靼蔬菜	西洋梨沙拉	椰子鮭魚
星期五	普羅旺斯香草牛肉薄片 韃靼蔬菜拼盤	罌粟涼柑橘	蓋宏德鹽烤海鱸
星期六	五香鴨肉 胡蘿蔔大雜燴	大黃紅水果湯	羅勒醬烤海鱸 普羅旺斯胡蘿蔔
星期日	香烤雞肉串 義式蔬菜燉飯	椰絲烤鳳梨	巴西里香芹蝦 小紅蘿蔔沙拉

2

	午餐	下午茶	晚餐
星期一	雞胸肉鑲李子乾 普羅旺斯四季豆	水果沙拉	羅勒蒜末鱈魚片
星期二	串烤牛肉 普羅旺斯胡蘿蔔	咖啡草莓沙拉	蒲瓜鑲肉
星期三	香草開心果羊排	櫻桃沙拉	苦苣包鮪魚肉末
星期四	生薑雞肉片 義式蔬菜燉飯	果凍草莓香蕉沙拉	大溪地鯛魚薄片 小紅蘿蔔沙拉
星期五	苦苣包肉	波特甜酒泡李子乾	番茄鑲鮭魚肉末
星期六	牛肉薄片&格里松肉 洋菇胡桃胡蘿蔔沙拉	香味水果沙拉	香味脆皮紅鮪魚
星期日	番茄鑲羊肉乾果	紅色水果沙拉 & 荔枝冰棒	甜瓜鴨胸肉

3

	午餐	下午茶	晚餐
星期一	生火腿雞肉球 洋菇薄片	秋天水果沙拉	黃瓜海鱸薄片
星期二	薑蜜牛肉薄片 義式蔬菜燉飯	橙子蛋奶酥	特拉維茲牛肉薄片 小紅蘿蔔沙拉
星期三	芥末蛋黃醬拌鯷魚牛肉末	香味蘋果湯	茴香緋鯉 野苣洋菇沙拉
星期四	薑汁鴨肉片 春季沙拉	香味鳳梨	韃靼鮭魚 薇姿胡蘿蔔
星期五	番茄鑲生牛肉	罌粟涼柑橘	烤鮪魚佐小番茄醬汁
星期六	蒲瓜鑲洋菇火腿	櫻桃涼湯	香草鱈魚
星期日	鳳梨豬肉片 義式蔬菜燉飯	薄荷鳳梨	咖哩鮪魚 野苣沙拉

4

	午餐	下午茶	晚餐
星期一	酸菜白汁紅牛肉	波爾多白酒草莓湯	蘆筍龍蝦
星期二	菠菜鯛魚	香味水果燒	蒲公英鴨肉
星期三	洋菇牛肉 義式雞油蕈燉飯	無花果塞梨	白酒鮭魚 蘆筍蘿蔔沙拉
星期四	檸汁雞肉片 柑橘野苣沙拉	蜂蜜薑味芒果	海鱸魚片 豆芽嫩菠菜沙拉
星期五	烤海鱸 墨魚汁燉飯	杏仁肉桂葡萄柚	蘆筍火腿沙拉
星期六	芥末牛肉 蔬菜泥	生薑甜瓜	蘆筍鯛魚佐香芹胡蘿蔔
星期日	無花果格里松肉 紅高麗菜沙拉	蘭姆酒異國水果濃湯	鹵鰹魚泥

第一周

星期一

午餐

牛肉蒲瓜米飯

Viande de bœuf et riz aux courgettes

準備時間：15分鐘
份量：4人份

150克長米　400克蒲瓜　1/4個洋蔥　1升（家禽）高湯
400克瘦牛肉末　橄欖油　1湯匙切碎的芫荽　鹽　胡椒

將洋蔥剁碎，放在少許橄欖油中翻炒。
然後倒入肉末，也稍稍翻炒一下。
接著，撒上芫荽、鹽和胡椒。
（如果高湯是有鹹味的，就不需要放鹽。）
將蒲瓜洗淨，切成小圓片。
在放入烤箱前，先將橄欖油均勻抹於烤盤底，然後放入大量米飯、肉末和蒲瓜小圓片。接著倒入高湯，直蓋過所有食材。
最後，將烤盤放入烤箱，溫度為150℃，需時40分鐘。

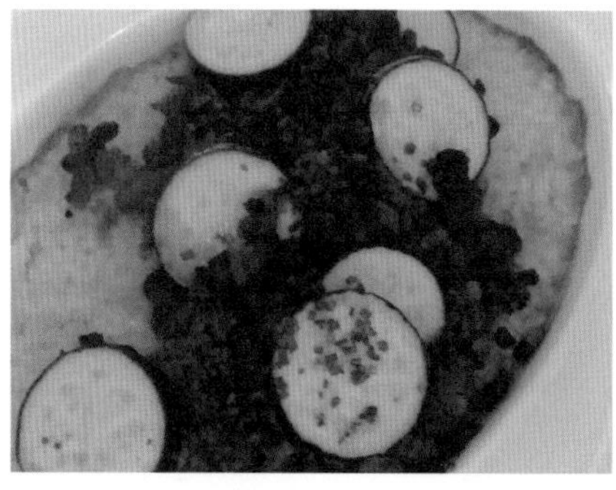

下午茶

香味蘋果湯

Soupe de pommes aux épices

準備時間：35分鐘
份量：6人份

12個小馬鈴薯　1串葡萄　300ml甜白酒　2顆茴香　3瓣丁香
2捆桂皮　3包香草糖　12片薄荷葉　2個檸檬

仔細地洗淨蘋果，挖去果核並切成小片。
壓榨檸檬，並將檸檬汁淋在蘋果上。
洗淨、瀝乾，小心摘取薄荷葉。
摘下並洗淨葡萄。
將蘋果片和葡萄放入鍋中，加入葡萄酒、香料、糖和500ml水。
用文火燉煮20分鐘。
關火取鍋，將食物倒入沙拉盆中，撒上薄荷，待其完全冷卻後，再放入冰箱，至少1小時。

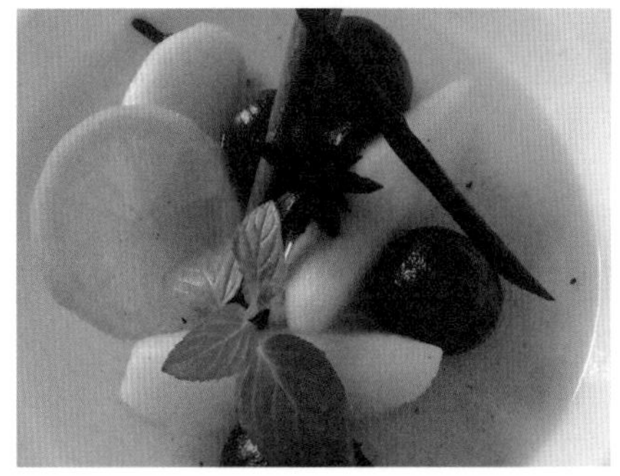

晚餐

檸汁紅蝦肉
Carpaccio de gambas

準備時間：20分鐘
份量：4人份

600克鮮蝦（去殼後蝦肉重量）　2湯匙香芹碎葉　2湯匙蔥花
100ml檸檬汁　3湯匙橄欖油　1湯匙傳統芥末　鹽　胡椒

鮮蝦去殼，留下尾部，然後縱向切成兩半。
放入沙拉盆中，撒上鹽和胡椒。
將檸檬汁和芥末攪拌，倒入沙拉盆內。
攪拌均勻後，放入冰箱醃泡一小時。
在食用前，倒出多餘的檸檬汁；
將鮮蝦盛放至餐盤中，然後倒入稍許橄欖油，撒上香芹和蔥花。
最後，根據個人口味，添加鹽和胡椒。

香草番茄片
Carpaccio de tomates

準備時間：10分鐘
份量：4人份

800克番茄　80克甜洋蔥　2湯匙刺山柑花蕾　1湯匙香芹碎葉
2湯匙葡萄酒醋　4湯匙橄欖油　鹽　胡椒

將番茄切成薄片，擺放在餐盤中。
洋蔥切成圓形薄片，並將其和刺山柑花蕾一起放在番茄上。
每個餐盤倒上1湯匙橄欖油和1-2咖啡匙酒醋。
撒上鹽、胡椒和香芹。
冷食為佳。

建議：根據不同季節，冷盤可以配上不同的香草，比如香芹、龍蒿、羅勒、百里香、薄荷……

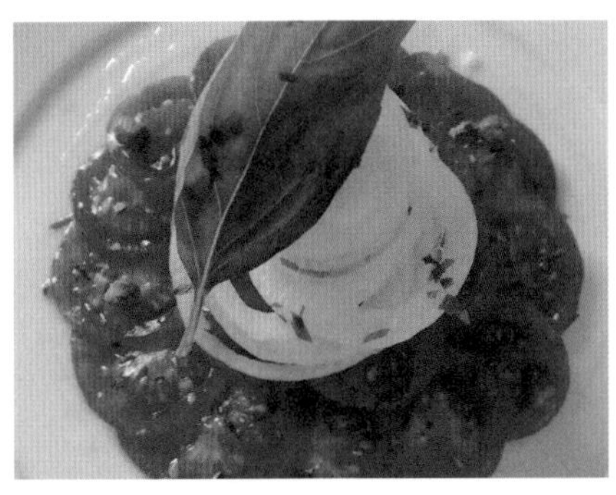

第一周

星期二

午餐

檸汁雞肉片
Emincé de poulet au citron

準備時間：15分鐘
份量：4人份

600克雞胸肉　5湯匙檸檬汁　3湯匙橄欖油　1顆檸檬　鹽　胡椒

將雞肉切成3毫米厚的薄片。
剝去檸檬皮或用剝皮器去皮。將檸檬片切細，檸檬汁滴在雞肉片上，然後將雞肉片重新擺放回原來切片前的樣子。
包上保鮮膜，放入冰箱至少2-3小時。檸檬的香味將完全滲入雞肉中。（最理想的做法是在前天晚上準備好雞肉片，然後放於冰箱24小時，隔天食用。）
食用時，將雞肉片分置每個餐盤中，再淋上檸檬汁和橄欖油。
加鹽和胡椒調味。

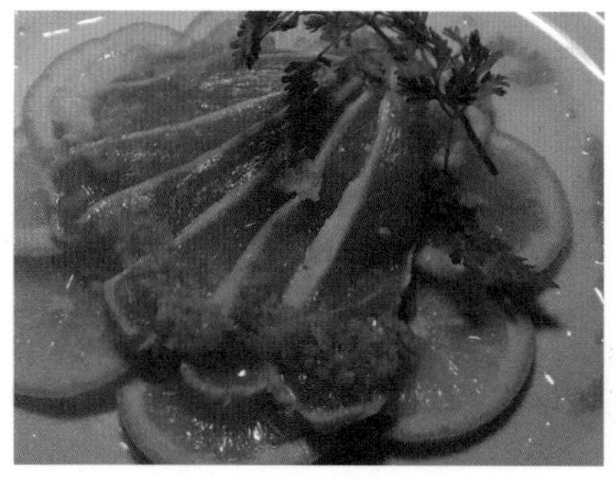

羅勒黃瓜片
Carpaccio de concombre au basilic

準備時間：10分鐘
份量：4人份

600克黃瓜　50克檸檬　4湯匙橄欖油　1蒜瓣切細　1湯匙羅勒碎末
鹽　胡椒

黃瓜洗淨並切成薄片。
然後將其有規律地擺放於大盤中或每個人的餐盤中。
把檸檬汁、油、蒜、鹽和胡椒一起攪拌調成醬汁。
接著將調好的醬汁倒在黃瓜片上。冷藏。
食用前，撒上羅勒。

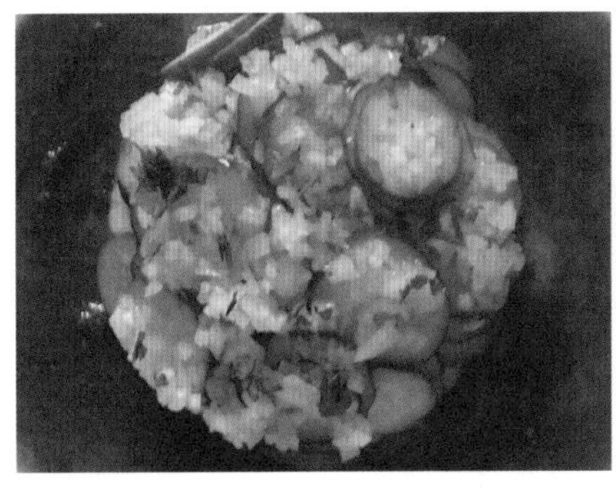

下午茶

肉桂橙子沙拉

Salade d'oranges à la cannelle

份量：4人份

4個食用柳橙　1個柳橙的橙汁　1茶匙的橙花露　肉桂粉

柳橙剝皮，先對半切開，再切成小圓片，放在淺口杯中。
然後在杯中倒入冰涼的橙汁和橙花露。
輕輕攪拌，然後撒上大量肉桂粉。趁鮮食用。
可以用新鮮薄荷點綴。

建議：剝柑橘類方法：將柑橘放在平板上，切去底部和頂部，盡量避免切掉肉。接著，將水果底部朝下平放，用鋒利的水果刀由上至下在肉和外皮間切下。然後，把水果放於手心，刀插入內皮與果肉之間，將每段分離，提取柑橘肉。在餐盤上操作以便接取滴落的湯汁。最後，再用手指輕剝餘留的內皮。

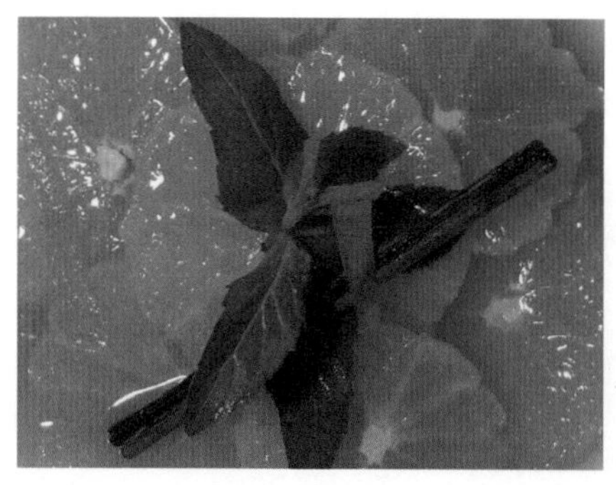

晚餐

焗鹽鯛

Dorade en croute de sel

準備時間：50分鐘
份量：4人份

1條1.2公斤的鯛魚　粗海鹽　1個檸檬

在烤盤中鋪滿厚厚一層粗鹽。
將魚放置其上，再用粗鹽塗抹覆蓋整條魚。
放入已預熱的烤箱中，溫度設定200℃，根據魚的大小，
時間約為半小時。
時間到後，從烤箱中取出烤盤，仔細地將粗鹽層掀去。
（此時，魚皮應該是和粗鹽一道被剝去。）
取出魚上半肉，剔去魚中心骨，再取出魚另一半邊肉。
配上檸檬切片，趁熱食用。

建議：魚應該是整條，去內臟洗淨，但不用去魚鱗。

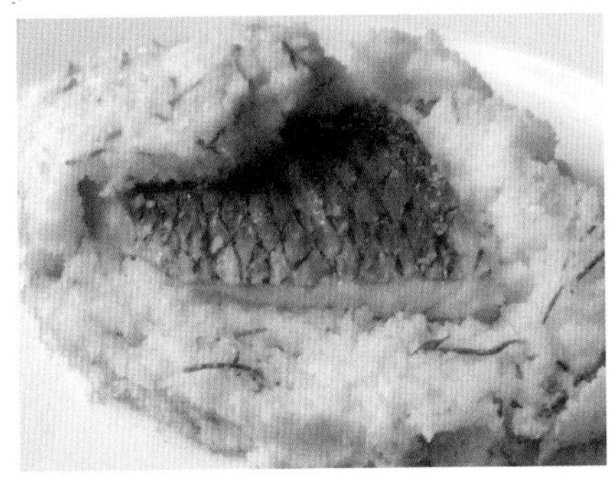

豆芽嫩菠菜沙拉

Salade de soja et jeunes pousses d'épinard

準備時間：15分鐘
份量：4人份

400克嫩菠菜　150克芹菜　150克黃豆芽　5湯匙檸檬汁
3湯匙橄欖油　2湯匙香芹碎末　鹽　胡椒

將嫩菠菜洗淨、瀝乾。將芹菜切成小段。
加入豆芽，並將食料混拌。
將檸檬汁、油、鹽和胡椒調成醬汁。
將醬汁倒到沙拉上，最後撒上香芹碎末。
冷食為佳。

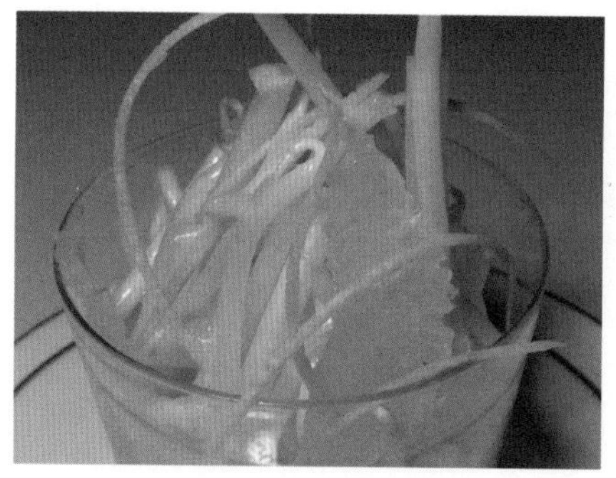

午餐

普羅旺斯羊排
Côtelettes d'agneau à la provençale

準備時間：40分鐘
份量：6人份

12片羊排　6條蒲瓜　6個番茄　6瓣大蒜　6枝香芹　橄欖油
鹽　胡椒

預熱烤箱，溫度設定220℃。
將大蒜去皮剁碎，香芹去葉切碎，兩者混拌。
洗淨蒲瓜，去兩端，切成小薄片。洗淨番茄，去蒂，橫切成兩半。
在烤盤上鋪好錫箔紙。
把番茄鋪放於烤盤上，圓面朝下。
撒上鹽和胡椒，澆上橄欖油，再倒入剛拌好的大蒜香芹。
把蒲瓜片放在烤架上。撒上鹽和胡椒，倒入少許油。
將番茄放入烤箱中間一層，蒲瓜在下。
烤了20分鐘後，將蒲瓜翻面，將烤箱調至焙烤設定，再等待5分鐘。
在另一個鍋中，加入一湯匙的油，熱油。放入羊排，每面煎2分鐘。
撒鹽和胡椒。
羊排和烤番茄、烤蒲瓜一起裝盤食用。

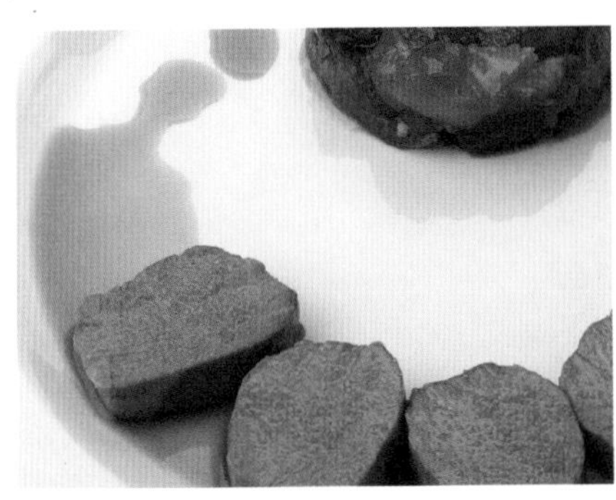

普羅旺斯四季豆
Haricots verts à la provençale

準備時間：40分鐘
份量：4人份

1000克四季豆　500克番茄　1個洋蔥　2瓣大蒜　5枝細葉香芹
百里香　迷迭香　2片月桂葉　3匙橄欖油　鹽　胡椒

四季豆去筋、洗淨。
將番茄剝皮和去籽後，放入壓力鍋，加入橄欖油，文火燉煮4分鐘，直至成番茄泥。
再放入洋蔥片、大蒜碎末、四季豆、香芹和香料。
撒上鹽和胡椒。蓋上鍋蓋，壓力鍋氣門關上後再燒煮15分鐘。

建議：良好的四季豆顏色翠綠，結實，易切斷，切口濕潤。很顯然，這樣的四季豆是不含一點筋的。嫩四季豆通常作為配菜熱食，粗四季豆則用於沙拉。

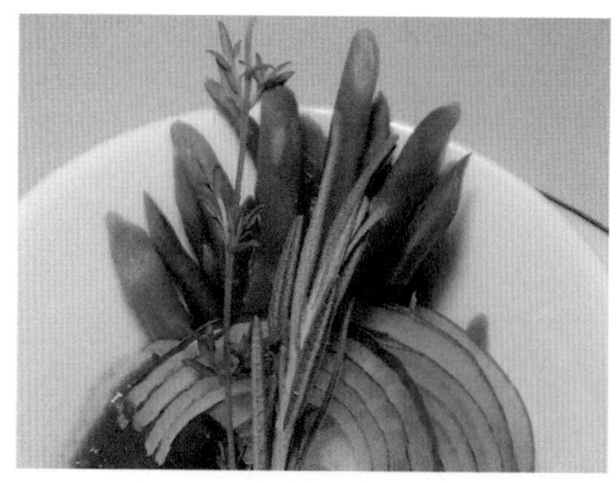

下午茶

草莓拌小荳蔻和菲奴酒

Fraises à la cardamome et au fino

份量：4人份

300ml菲奴酒或赫雷斯白酒　50克糖　10顆小荳蔻　500克草莓

將酒倒入鍋中，加入糖和搗碎的小荳蔻。煮沸後，再用文火燒5分鐘，離火放涼。

將草莓切成兩半（如果是大草莓，也可切成4半），放在高腳盤。

倒入菲奴（Fino）酒，使之滲透到草莓裡，然後冷藏至少2小時。

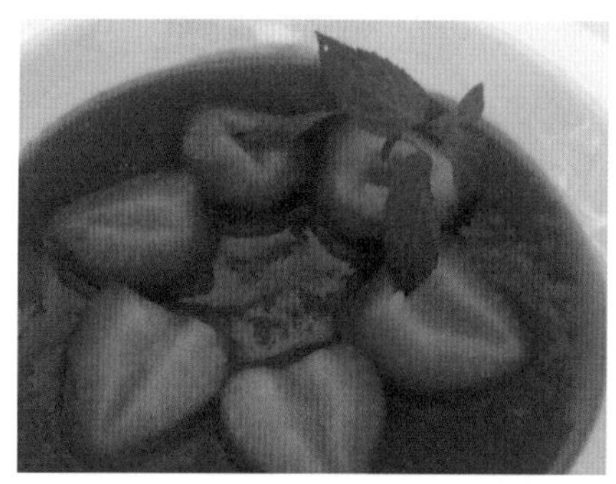

晚餐

韃靼鮭魚
Tartare de saumon

準備時間：20分鐘
份量：4人份

600克鮭魚　3湯匙新鮮薄荷葉（或羅勒）碎末　2茶匙蒜末
3湯匙檸檬汁　鹽　胡椒

用手撕碎鮭魚。撒上鹽和胡椒。
再放入薄荷和蒜末，並將3匙檸檬汁淋在鮭魚肉上。
拌勻並冷藏至少2小時。

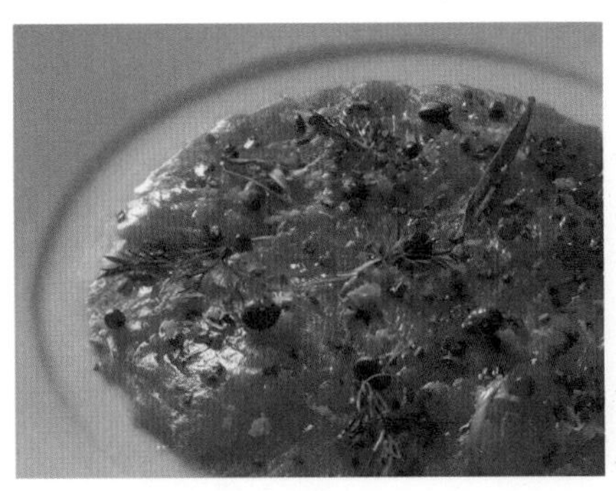

野苣沙拉

Salade de mâche

準備時間：5分鐘
份量：4人份

250克野苣　1茶匙芥末　1湯匙陳年酒醋　1湯匙核桃油
3湯匙葵花油　2湯匙松子（切碎）　鹽　胡椒

在沙拉盆中，將酒醋、芥末拌勻，同時倒入其餘的油。
野苣過水沖洗後，放入沙拉盆，翻拌。
為了點綴沙拉，可以撒上松子。

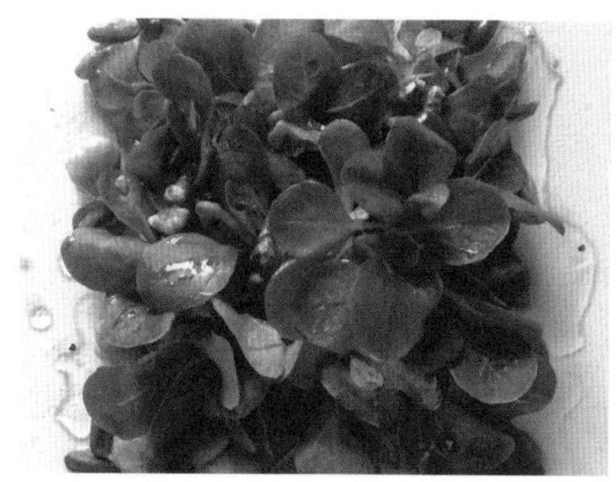

第一周

星期四

午餐

韃靼雞肉

Tartare de poulet

準備時間：20分鐘
份量：4人份

600克雞胸肉　2個蛋黃　2湯匙香芹碎末　1湯匙蔥花
1湯匙醋漬小黃瓜　1茶匙蒜末　3湯匙橄欖油　2湯匙檸檬汁
鹽　胡椒　Tabasco辣醬

雞肉切片（或可請肉販代勞），將所有配菜都倒入沙拉盆中，小心拌勻。
確認調味。
根部（白色）的香芹會使此菜更美味。
冷食為佳。

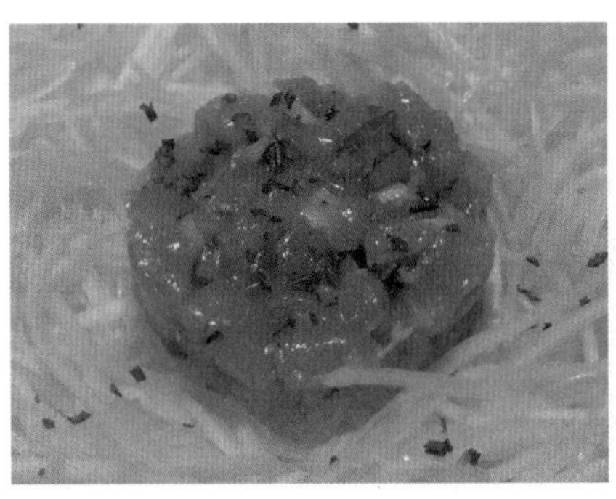

韃靼蔬菜
Tartare de légumes

準備時間：30分鐘
份量：4人份

150克蒲瓜　150克紅椒　150克蘿蔔　150克茄子　3湯匙檸檬汁
1湯匙蔥花　3湯匙橄欖油　鹽　胡椒

將茄子、蒲瓜（去皮後）、蘿蔔切成大塊。
然後把茄子放在砧板上，加入少許檸檬汁避免茄子變黑。
再放入紅椒片和蔥。把剁碎的菜倒入深盤中。
把蘿蔔剁碎，加入檸檬汁，
接著把質地較軟的蒲瓜放進容器中切細。
將在深盤中的蔬菜泥全都拌勻，添加橄欖油，
根據個人口味撒上鹽和胡椒。
冷食為佳。

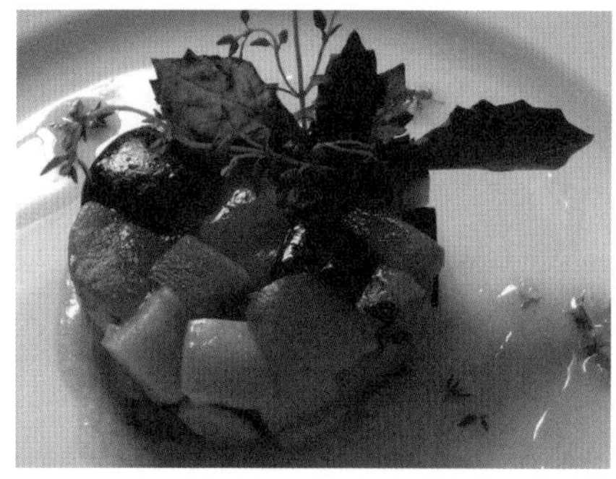

下午茶

西洋梨沙拉
Salade de poires

準備時間：15分鐘
份量：4人份

5個結實的梨　10多片薄荷葉　1顆檸檬　1湯匙蜂蜜

將梨去皮切塊。用檸檬汁調蜂蜜。將一半的薄荷葉切碎。
把所有配菜都拌在一起。冷藏2小時。在食用前，用薄荷葉作點綴。

建議：可以添加少許紅色水果或是幾片奇異果，以增加色彩。

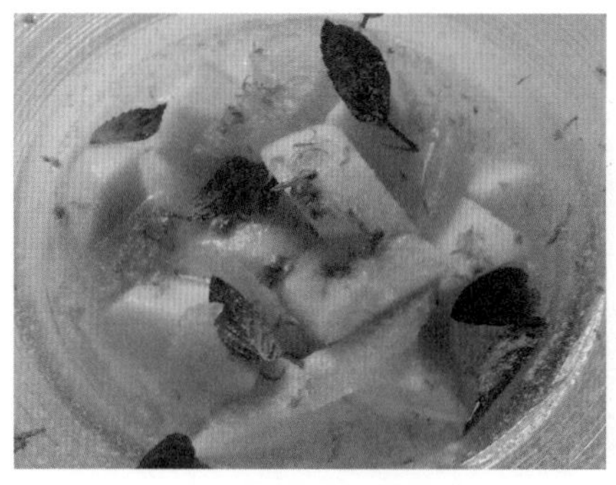

晚餐

椰子鮭魚

Marinade de saumon à la noix de coco

準備時間：40分鐘
份量：4人份

500克鮭魚　250ml椰奶　200克奇異果　100ml檸檬汁
50克甜洋蔥（切成洋蔥圈）　2湯匙香芹碎末　2湯匙椰絲　鹽　胡椒

將鮭魚切成小方塊型。撒上鹽和胡椒，
接著把鮭魚和洋蔥圈放入檸檬汁內浸泡半小時。
倒掉多餘的檸檬汁，再加入椰奶。拌勻。
將魚醃泡在大量的醋漬汁中，盛在盤裡。
用奇異果片作點綴，並撒上椰絲碎末以及香芹碎末。
冷食為佳。

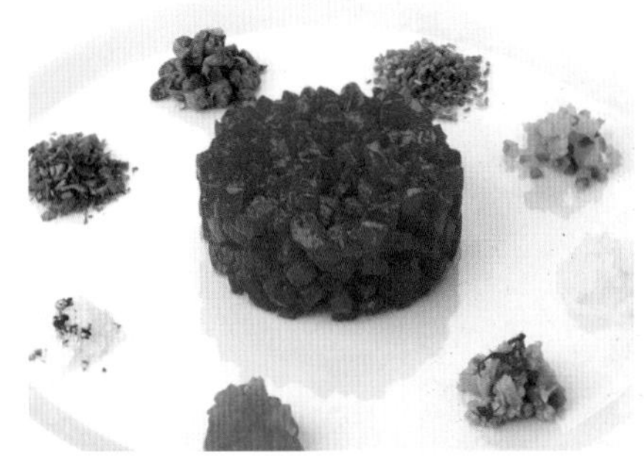

第一周

星期五

午餐

普羅旺斯香草牛肉薄片

Carpaccio de bœuf aux herbes de Provence

準備時間：20分鐘
份量：4人份

600克菲力牛肉片　5湯匙檸檬汁　3湯匙橄欖油　普羅旺斯香草
鹽　胡椒

牛肉要以切片機才能切成薄片，可以請肉販代勞。
將牛肉薄片分放在每個人的盤中。
撒上鹽和胡椒，接著倒入少許橄欖油和檸檬汁。
再在牛肉上撒上普羅旺斯香草。冷藏30分鐘。

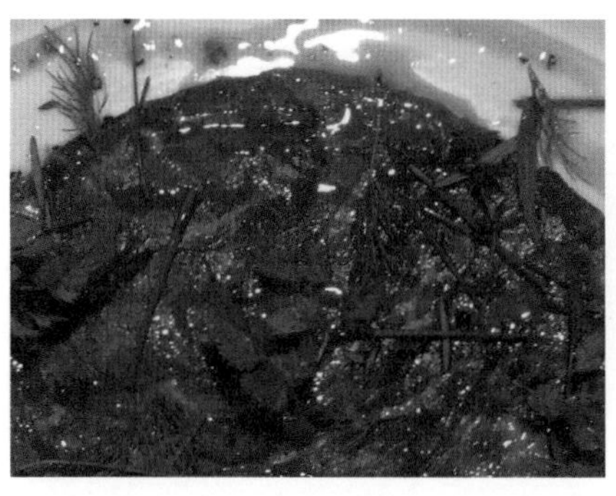

韃靼蔬菜拼盤
Déclinaison de tartares de légumes

準備時間：30分鐘
份量：4人份

200克紅椒　蘿蔔和胡蘿蔔各150克　100克花菜　200克紅甜菜片
1湯匙薑醋　1湯匙藍莓果醋　2湯匙葡萄籽油　2湯匙橄欖油
100ml檸檬汁　1個柳橙的橙皮　鹽　胡椒

分別將胡蘿蔔、甜菜和紅椒切碎。
將蘿蔔切碎，並拌入檸檬汁避免變黑。
將花菜切成細條，可從花的表面切起。

不同調味：
用橄欖油和薑醋配蘿蔔，葡萄籽油和藍莓醋配胡蘿蔔，葡萄籽油及檸檬汁配紅甜菜，檸檬汁及橄欖油配花菜與紅椒。
在每個配菜過程中撒上鹽。

整道菜應在盤中排列有序：
中間，紅椒呈拱形，接著是花菜圍成一圈同心圓。然後是胡蘿蔔、蘿蔔，最外面一圈是甜菜。
可以用切細的橙皮作點綴，由拼盤的上方撒開。
冷食。

下午茶

罌粟涼柑橘
Agrumes rafraîchis au pavot

準備時間：20分鐘
份量：6人份

3個玫瑰柚子　6個橙子　3湯匙紅糖漿　2湯匙罌粟籽　2茶匙橙花露
3細枝薄荷

先熱鍋，放入罌粟籽翻炒幾秒後，倒入碗中。保留。
壓榨橙汁，倒入沙拉盆。加入糖漿和橙花露。
將果皮去乾淨只取果肉，以刀刃插入各瓣之間的內皮，
把每一瓣分開、取出。
把柑橘放入橙汁中。撒上罌粟籽，並冷藏至少2小時。
冷食最佳，可用薄荷作點綴。

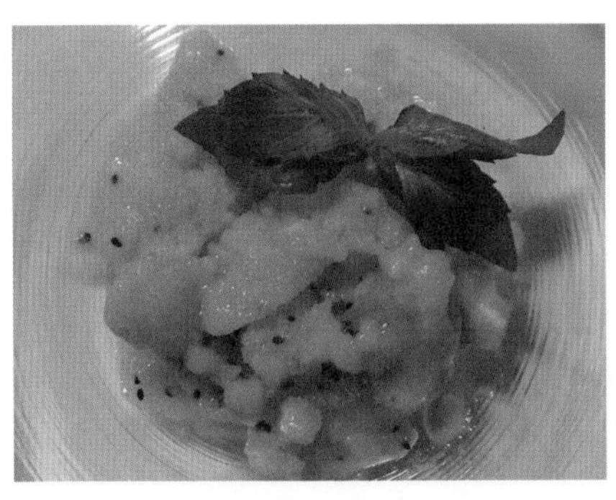

晚餐

蓋宏德鹽烤海鱸
Bar rôti à l'huile d'olive et au sel de Guérande

準備時間：20分鐘
份量：4人份

4條小海鱸　700克米　4個番茄　2個檸檬　100ml橄欖油
8枝迷迭香　蓋宏德鹽　胡椒

底菜：
預熱烤箱，溫度170℃。
煮米飯。
在番茄皮上切一個十字形開口，然後放到烤盤中。把少許橄欖油倒於番茄上，接著撒上胡椒和蓋宏德鹽。放入烤箱，烘烤8分鐘。

海鱸的烹飪：
洗淨海鱸，然後用吸水紙將水吸乾。將一枝迷迭香塞入魚肚中。
把魚放至烤盤。倒上少許橄欖油，撒上胡椒和蓋宏德鹽。
放入烤箱，烘烤10分鐘。

裝盤：
每個餐盤中放一條海鱸，配上1個番茄和米飯。把湯汁澆在魚體上。
用檸檬片和迷迭香細枝作點綴。

建議：還可用烘烤的當季蔬菜切塊來配海鱸。

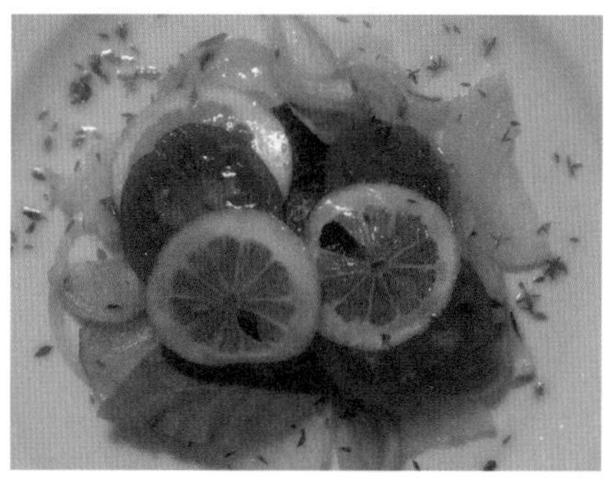

午餐

五香鴨肉

Carpaccio de canard au poivre 5 baies

準備時間：20分鐘
份量：4人份

600克鴨肉（去油）
五香粉　3湯匙橄欖油　5湯匙檸檬汁　鹽　胡椒

鴨肉薄片需用到切肉機，可以請肉販代勞。
將鴨肉薄片分別放在每個人的餐盤中，在肉片上轉幾下胡椒磨。
冷藏30分鐘。
根據個人口味，淋上橄欖油和檸檬汁，撒上鹽。

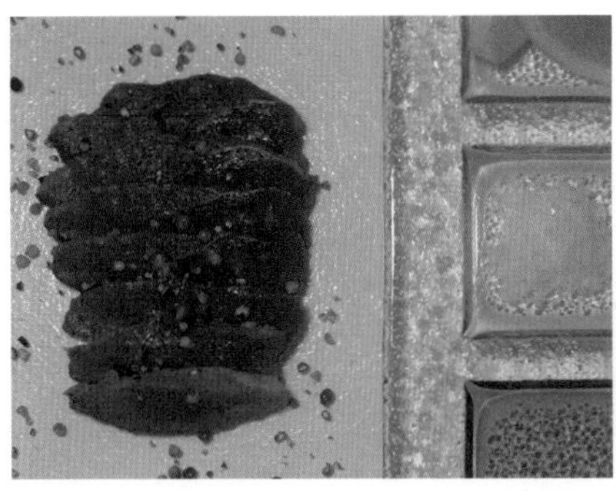

胡蘿蔔大雜燴
Meli-melo de carottes tièdes

準備時間：15分鐘
份量：4人份

400克胡蘿蔔　2個蘋果　3湯匙橄欖油　1個檸檬　2瓣大蒜
鹽　胡椒

刷洗胡蘿蔔磨成泥，蘋果削皮磨成泥。
蒜瓣去皮切細。將水果、蔬菜泥以及蒜末放在沙拉盆中，
並倒入油和檸檬汁，撒上鹽和胡椒。
將這份蔬菜「大雜燴」放入預熱好的不沾鍋內，燒煮5分鐘，
然後保持溫熱。
起鍋後，將大雜燴放在餐盤中，食用前，根據您的口味以醬汁調味。
這道菜溫熱時更能入味。

下午茶

大黃紅水果湯

Soupe de fruits rouges à la rhubarbe

準備時間：15分鐘
份量：4人份

200克大黃　300克藍莓　200克越橘　1串黑醋栗　2杯白葡萄酒
4湯匙砂糖　1個柳橙　1小撮肉桂粉　1捆香草豆莢　1湯匙冰糖

柳橙削皮，保留果皮。大黃削皮，切成小段。
越橘和黑醋栗洗淨。將水瀝出。
把砂糖放在平底鍋中，慢慢燒煮，直到糖的焦化出現。
加入白葡萄酒、香料和橙皮。攪拌。
加入越橘、藍莓和大黃。燒至有湯汁出現，並煮沸10分鐘。
用漏勺去除湯汁上層殘渣。
待冷卻，冷藏至少2小時，這道點心要冰涼享用，甚至可以冷凍。
食用時，取出香草莢，加入摘好的黑醋栗，並撒上冰糖。

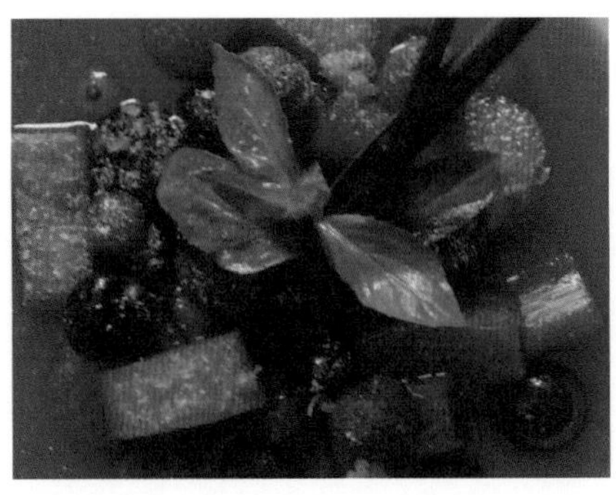

晚餐

羅勒醬烤海鱸

Loup en papillote au basilic sauce pistou

準備時間：20分鐘
份量：4人份

4塊海鱸　1個柳橙　1個檸檬　2片月桂葉
醬汁用料：4湯匙橄欖油　1把羅勒　1個番茄　¼瓣大蒜
½茶匙赫雷斯白酒醋　½根蔥　鹽　胡椒

醬汁準備：（提前兩天準備好）
留下4片羅勒葉，其餘切成細末。
番茄去皮，去籽，切碎。將番茄浸泡在橄欖油、羅勒碎末、蔥花、赫雷斯白酒醋、鹽和胡椒中。
浸泡2天。

海鱸的準備：
將每塊海鱸放在錫箔紙上。
每塊海鱸加入半片月桂葉、半片橙片、半片檸檬和1片羅勒。
將錫箔包好，放入烤箱中用200℃烘烤15到20分鐘。
搭配醬汁食用。

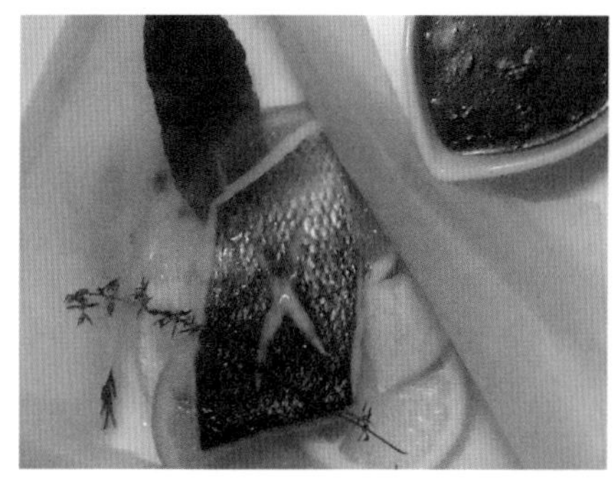

普羅旺斯胡蘿蔔
Carottes provençales

準備時間：30分鐘
份量：4人份

1000克胡蘿蔔　2瓣大蒜　3湯匙橄欖油　香芹碎末　1枝百里香
1枝迷迭香　2片月桂葉　鹽　胡椒

去皮洗淨胡蘿蔔。切成厚度1.5cm的薄片。
放在壓力鍋中，倒入橄欖油，燒至微焦。
加入蒜末、香料。撒上鹽和胡椒。倒入150ml水。
蓋上壓力鍋，燒煮15分鐘。
打開鍋蓋後，把多餘的湯汁燒煮蒸發。

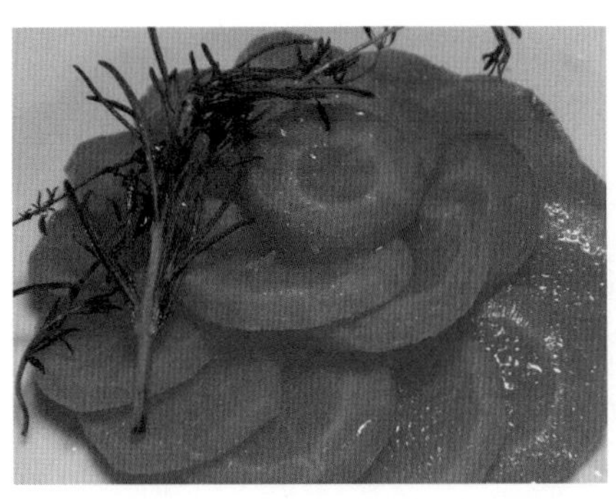

午餐

香烤雞肉串

Brochette de volaille

準備時間：45分鐘
份量：6人份

6塊雞胸肉　2個青椒　1個紅椒　2個洋蔥　橄欖油　鹽　胡椒

將6塊雞胸肉切成小塊。
將青椒與紅椒切成四塊，去籽，放在沸水中煮10分鐘。
把水瀝掉，切成小塊。
洋蔥去皮並切成小方塊。
在燒烤模式下預熱烤箱。在烤盤上覆上一層錫箔紙。
把雞塊、青紅椒和洋蔥交錯串成烤串。
撒上鹽和胡椒，將烤串放在烤箱的燒烤盤上。抹上少許橄欖油。
把燒烤盤放在烤盤上，定時翻轉烤串，烘烤20分鐘。

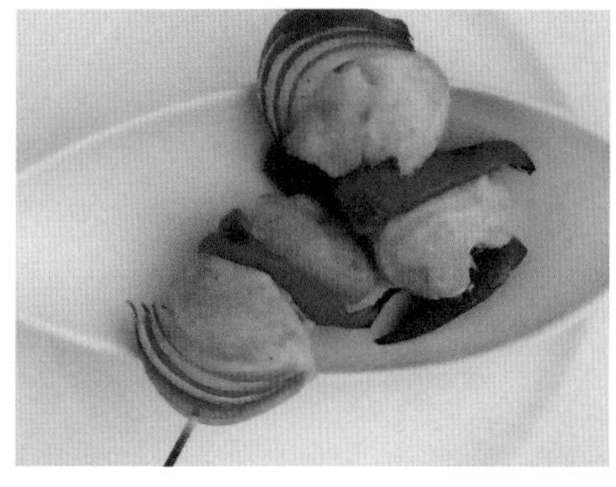

義式蔬菜燉飯
Risotto aux légumes

準備時間：45分鐘
份量：6人份

350克圓米　300克雞油蕈　200克花椰菜　150克菠菜葉　2個洋蔥
120克奶油　150ml白葡萄酒　500ml雞高湯　鹽　胡椒　帕瑪森乳酪

將雞油蕈洗淨，切成一小塊一小塊。
揀菠菜，洗乾淨後，瀝乾水。洋蔥去皮並切碎。將花椰菜洗淨。
奶油放於平底鍋中融化。翻炒洋蔥末，不著色。
接著加入米飯燒煮，直到米飯呈半透明。
倒入白葡萄酒，文火燒煮，直到米飯完全將液體吸收。
最後倒入所有的蔬菜，加入高湯。
文火燉煮20分鐘，並經常攪拌。
烹煮完成即可食用，搭配帕瑪森乳酪磨粉。

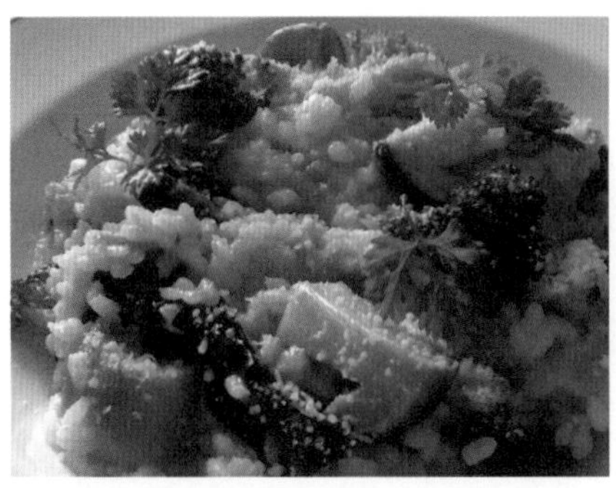

下午茶

椰絲烤鳳梨

Ananas grillé à la noix de coco

準備時間：15分鐘
份量：4人份

4片鮮鳳梨　100ml椰奶　2湯匙粗紅糖　3湯匙椰絲

把鳳梨片放在碗中。倒入椰奶，並攪拌。常溫浸泡2小時入味。
以燒烤模式預熱烤箱。
在鋪上烘烤紙的滴油盤中，放上鳳梨片，無需瀝乾。
撒上粗紅糖，放進烤箱烘烤約4分鐘，或直到粗紅糖焦化。
從烤箱中取出鳳梨片，撒上椰絲，即可食用。

晚餐

巴西里香芹蝦
Crevettes au basilic

準備時間：45分鐘
份量：4人份

600克去殼鮮蝦　100ml檸檬汁　2湯匙新鮮香芹碎末　薄荷葉
3湯匙橄欖油　鹽　胡椒

鮮蝦去殼，切成段。放入碗中，撒上鹽和胡椒，並倒入檸檬汁。
冷藏約1小時。
接著，把水瀝出，加入碎香芹和橄欖油。
再放一點鹽和胡椒。請根據個人口味，適量添加。
盛放在小杯中食用，有時也可放於球形杯中食用。
可用幾片薄荷葉作點綴。

小紅蘿蔔沙拉
Salade de radis

準備時間：15分鐘
份量：4人份

300克小紅蘿蔔　300克蒲瓜　20克紅蔥頭碎末　1湯匙蔥花
2湯匙香芹碎末　3湯匙橄欖油　3湯匙檸檬汁　鹽　胡椒

小紅蘿蔔洗淨削皮。切成小圓形薄片，放入沙拉盆中。
清洗蒲瓜，切成小塊，和小紅蘿蔔片放在一起拌勻。
調製醬汁，把檸檬汁、橄欖油、紅蔥頭碎末和香芹拌在一起，撒上鹽和胡椒。
把醬汁倒在蒲瓜和蘿蔔片上，並拌勻。撒上蔥花。
冷食為佳。

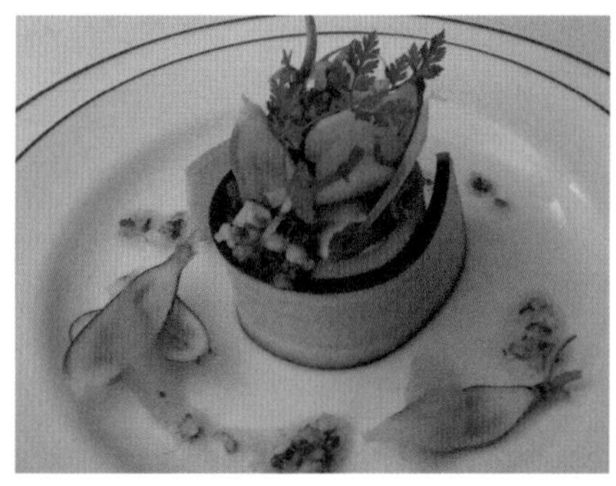

第二周

星期一

午餐

雞胸肉鑲李子乾

Blancs de poulet farcis aux pruneaux

準備時間：35分鐘
份量：6人份

600克燻火腿肉薄片　10大片雞胸肉　40顆去核李子乾　鹽　胡椒

剪一塊大的長方形保鮮膜，放在工作檯上。
在保鮮膜上放入火腿片，然後覆上一層雞胸肉泥。
加入鹽和胡椒調味，擺上一排李子乾。
按照壽司的做法，借助保鮮膜捲成直徑為5cm的長圓形。
用保鮮膜密封，清蒸30分鐘。
除去保鮮膜，把水瀝乾，切成片狀。

普羅旺斯四季豆

Haricots verts à la provençale

（請參考144頁）

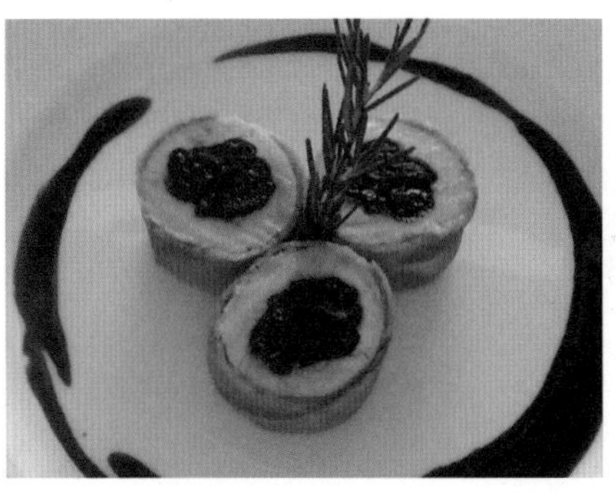

下午茶

水果沙拉
Salade de fruits

準備時間：10分鐘
份量：4人份

2根香蕉　1個柳橙　2個柑橘　1個梨　1串葡萄　1/2杯柳橙汁
1/2杯Soho（荔枝酒飲）

把所有水果切成片或圓形薄片，放入一個漂亮的沙拉盆中。
淋上柳橙汁和荔枝酒飲。冷藏2小時。

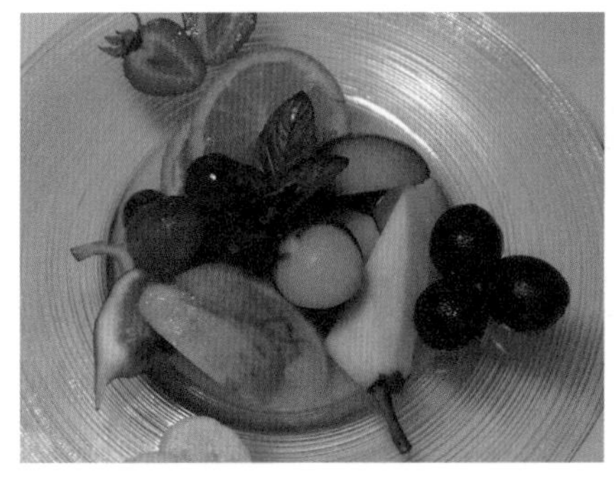

晚餐

羅勒蒜末鱈魚片

Carpaccio de cabillaud au pistou et salade verte

準備時間：20分鐘
份量：4人份

600克鱈魚　3湯匙羅勒碎末　5湯匙檸檬汁　1湯匙蒜末
3湯匙橄欖油　鹽　胡椒

鱈魚切成細長條，擺放至餐盤。
撒上鹽和胡椒、羅勒碎末、蒜末，淋上檸檬汁並冷藏1小時。
食用時，倒上少許橄欖油，再添加羅勒碎末。

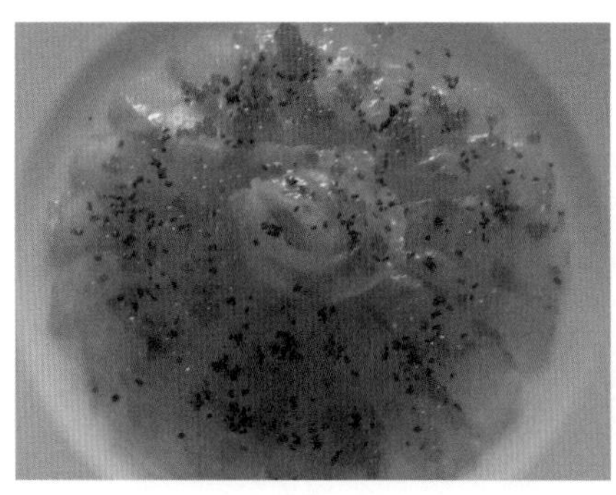

午餐

串烤牛肉
Brochettes de boeuf

準備時間：15分鐘
份量：6人份

1公斤牛臀肉　12顆洋菇　2個青椒　12個小白洋蔥
1湯匙奧勒崗乾葉　2湯匙橄欖油　辣椒　鹽　胡椒

將肉均勻切塊。
切去蘑菇含沙部分，快速沖洗，拭乾切成兩半。
洋蔥剝皮，也切成兩半。
去青椒皮，去籽。把青椒切成一樣的大小。
在肉串上，串上牛臀肉，中間配有洋菇和洋蔥，
每片肉都用青椒隔開。
在已備好的肉串上抹一點橄欖油，
撒上一點辣椒粉、奧勒崗乾葉、鹽和胡椒。
在大火上翻轉烘烤4分鐘。

普羅旺斯胡蘿蔔
Carottes provençales
（請參考160頁）

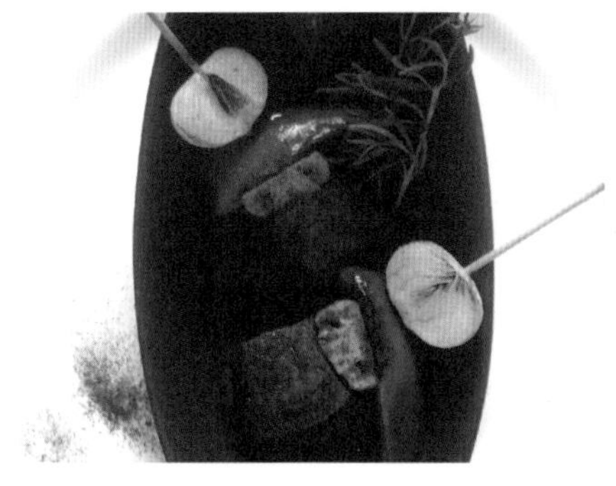

下午茶

咖啡草莓沙拉

Salade de fraises au café

準備時間：20分鐘
份量：4人份

500克草莓　2根香蕉　2個奇異果　5湯匙咖啡酒　2湯匙蘭姆酒
1湯匙蔗糖漿　80克細砂糖　巧克力豆

洗淨草莓，用吸水紙瀝乾水分。然後去梗。
如果草莓比較大，可切成兩半。
香蕉和奇異果剝皮，切成小圓薄片。
把所有的水果放入沙拉盆，撒糖，淋上咖啡酒以及蘭姆酒，攪拌並冷藏1小時。
可用巧克力豆作點綴。

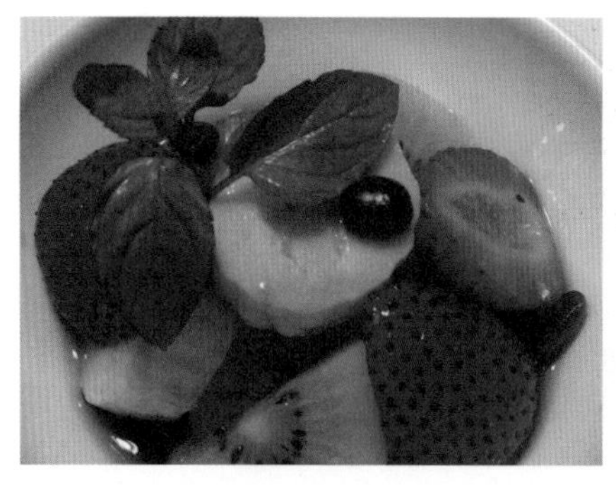

晚餐

蒲瓜鑲肉

Courgettes farcies au tartare de bœuf

準備時間：10分鐘
份量：4人份

400克蒲瓜　300克韃靼牛肉（請參考195頁，但不用鯷魚）
20克黑橄欖　50克小番茄　2湯匙普羅旺斯黑調味料　鹽　胡椒
Tabasco辣醬（自行決定）

將蒲瓜削皮縱向切成兩半，並去籽。
在兩個切面上抹上普羅旺斯黑調味料；
根據個人口味，添加胡椒和鹽。
也可在已準備好的韃靼牛肉加入一點Tabasco辣醬。
在蒲瓜裡塞肉。
然後用黑橄欖和對半切開的小番茄作點綴。
冷食為佳。

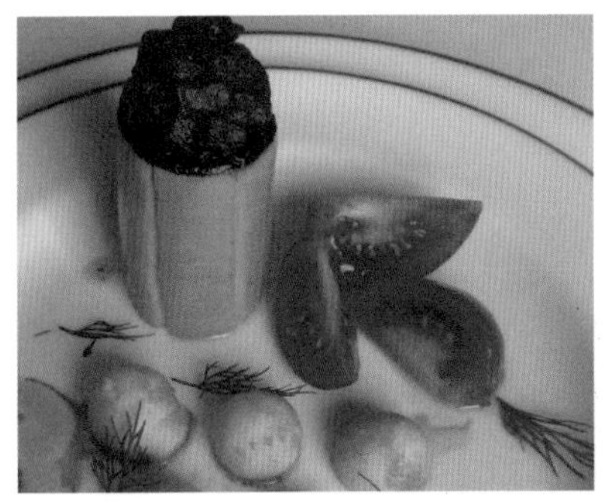

午餐

香草開心果羊排
Côtes d'agneau en croute d'herbes et pistaches

準備時間：25分鐘
份量：6人份

12片羊排　1/2束平香芹　1/2束雪維菜　1/2束細香蔥　1/2束芫荽
80克去殼開心果　4湯匙橄欖油　鹽　胡椒

所有香草料洗淨、瀝乾、摘葉、切碎，並拌勻。
將開心果細細地磨碎後，添加到香草料中。
把羊排放在烤盤中，撒上鹽和胡椒，淋上橄欖油。
羊排的兩面都鋪滿香草及開心果，使其完全被香草料包裹。
以烘烤狀態預熱烤箱。
把羊排放在烘烤網上，烘烤網放高，下頭放滴油盤，鋪上錫箔紙。
每一面烘烤約4分鐘。

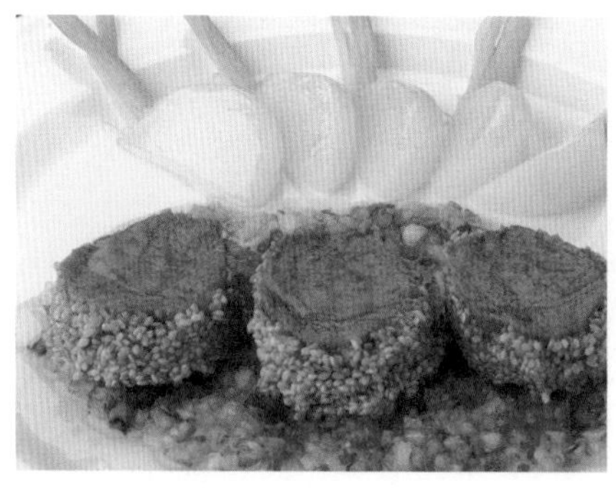

下午茶

櫻桃沙拉

Salade de cerises

準備時間：25分鐘
份量：4人份

750克櫻桃　100克細砂糖　3湯匙黑醋栗果凍　100ml黑醋栗糖漿
半個檸檬的檸檬汁　300克鮮杏仁

櫻桃洗淨去梗，然後去核。
把500克櫻桃先放入平底鍋中，加入細砂糖。
文火燒煮20分鐘，直到櫻桃變軟。
離火後立即放入黑醋栗果凍。放一陣子讓果凍完全水化。
全部倒入沙拉盆中，淋上黑醋栗糖漿和檸檬汁。
再放入生櫻桃，攪拌均勻。
去殼並打碎杏仁，放入櫻桃沙拉中。再一次攪勻後便可食用。

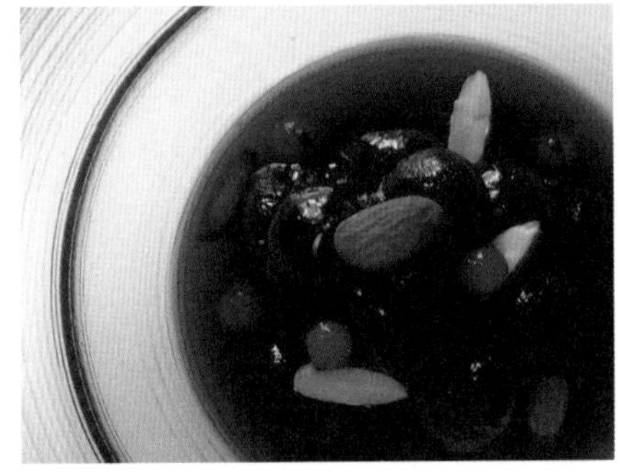

晚餐

苦苣包鮪魚肉末
Endives farcies au tartare de thon

準備時間：40分鐘
份量：4人份

2顆完整的苦苣　300克鮪魚肉末（參見208頁）　2個小番茄　2湯匙蔥花　40克黑橄欖　2湯匙香芹碎末　2湯匙醋漬小黃瓜片　鹽　胡椒

剝下苦苣葉，取用較大的葉片。每個人6片葉子左右。
其餘葉片留下作別的料理。
用已準備好的鮪魚肉末塞苦苣葉。
用黑橄欖和對半切開的小番茄作點綴。
根據個人口味，可用刺山柑花蕾、香芹、醋漬小黃瓜、蔥花裝飾餐盤。冷食為佳。

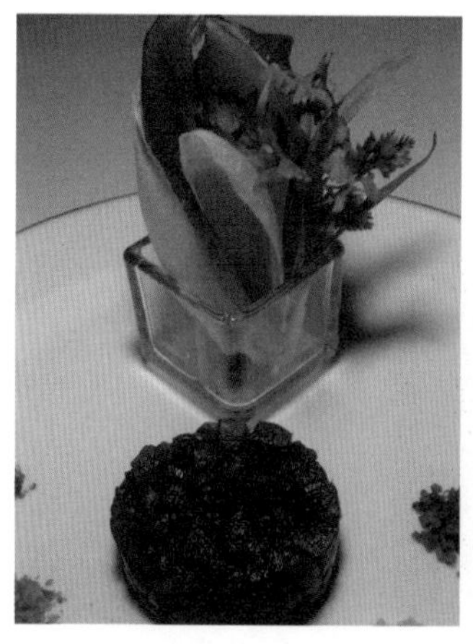

午餐

生薑雞肉片
Emincé de poulet au gingembre

準備時間：15分鐘
份量：6人份

800克雞胸肉　7湯匙檸檬汁　60克薑末　4湯匙橄欖油　鹽

將雞肉切成3mm厚的薄片。將薑末撒在雞肉片上，然後將雞肉片重新擺放回原來切片前的樣子。
用保鮮膜包裹後，放入冰箱2-3小時。薑味將完全滲入雞肉中。
（最理想的做法就是在前天晚上準備好雞肉片，然後放於冰箱24小時，隔天食用為佳）
食用時，將雞肉片分至每個餐盤中，再淋上檸檬汁和橄欖油，加鹽。
如有需要，可搭配胡蘿蔔泥和野苣沙拉一起食用。

義式蔬菜燉飯
Risotto aux légumes

（請參考162頁）

下午茶

果凍草莓香蕉沙拉

Salade de fraises et bananes à la gelée de fruits

準備時間：20分鐘
份量：4人份

1000克草莓　3根香蕉　2個檸檬　1個柳橙　幾片薄荷葉
4片吉利丁　100克糖

草莓洗淨瀝乾。先壓榨300克草莓，用小漏斗過濾草莓泥。
把過濾後的草莓汁倒入平底鍋，加入50克糖、檸檬汁、柳橙汁、1/2個檸檬的外皮細末。
燒煮沸騰後，加入之前以涼水浸軟的吉利丁片，拌勻。
倒入模型，冷藏。加入幾片薄荷葉，置於冰箱冷藏1小時。
香蕉剝皮並切成小圓片，和剩餘的草莓一起放在沙拉盆中。
取另1顆檸檬擠汁淋在上面，撒上糖。冷藏。
食用時，把果凍脫模，切成相等大小的塊狀。
在各人的碗中食用，配上草莓和香蕉，並撒上薄荷葉。

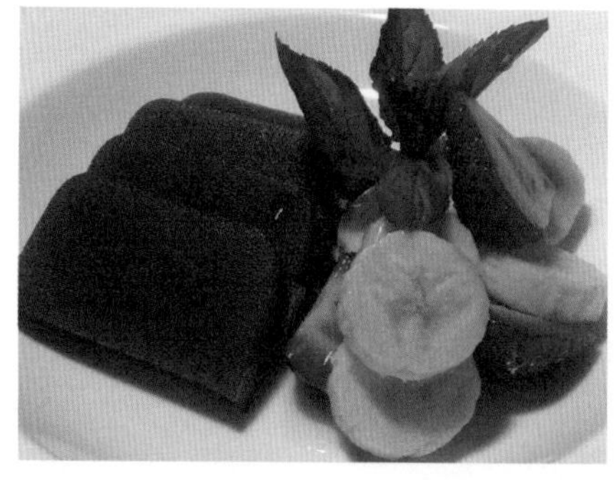

晚餐

大溪地鯛魚薄片
Carpaccio de dorade à la tahitienne

準備時間：20分鐘
份量：4人份

600克鯛魚片　250ml椰奶　100ml檸檬汁　3湯匙榛子油
2湯匙小茴香　鹽　胡椒

將鯛魚切成薄片，撒上鹽和胡椒，然後把薄片放於深盤中。
把檸檬汁和椰奶混合。倒在鯛魚薄片上。
加上小茴香碎末，在食用前放於冰箱內醃泡1小時。
食用時，將鯛魚薄片分置每個餐盤中，細細淋上少許榛子油。

小紅蘿蔔沙拉
Salade de radis

（請參考165頁）

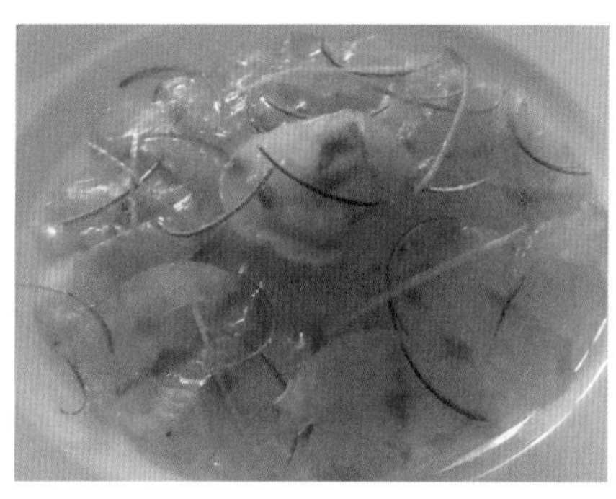

午餐

苦苣包肉
Endives farcies à la viande

準備時間：40分鐘
份量：4人份

2個完整的苦苣　300克韃靼牛肉（請參考195頁）40克醋漬黑葡萄
2根醋漬紅辣椒　鹽　胡椒　Tabasco辣醬

剝下苦苣葉，選用較大的葉片。每個人6片葉子左右。
其餘葉片留作其他料理。
用已準備好的韃靼牛肉塞苦苣葉。依喜好調味。
用紅辣椒小圓形切片和醋漬葡萄交錯裝飾。
冷食。

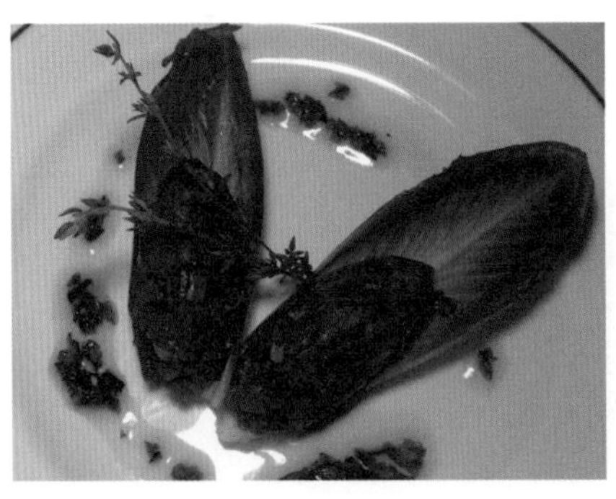

下午茶

波特甜酒泡李子乾

Pruneaux au porto

準備時間：10分鐘
份量：4人份

750克去核李子乾　1枝香草豆莢　500ml波特甜葡萄酒

把去核李子乾放在一升大口瓶裡。
把香草豆莢切成兩半，放入大口瓶中。
加入500ml波特甜葡萄酒，塞緊瓶口，倒著放2分鐘。
正立存放於陰涼乾燥處，在食用前至少存放一個月。
這樣的李子乾可保存6個月。

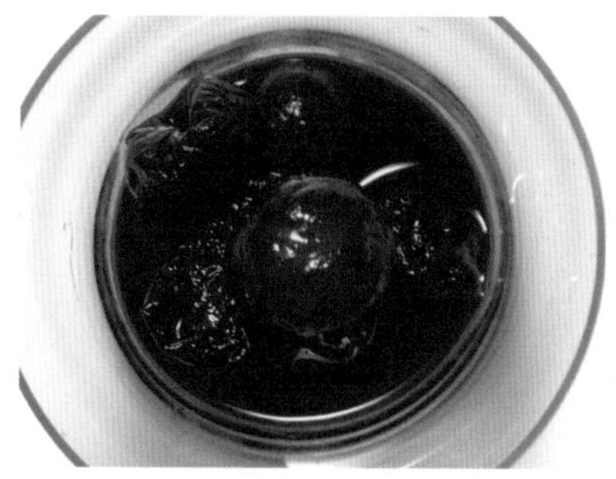

晚餐

番茄鑲鮭魚肉末

Tomates farcies au tartare de saumon

準備時間: 40分鐘
份量：4人份

600克番茄　300克韃靼鮭魚（請參考146頁）　50克鮭魚卵　鹽　胡椒

切去番茄頂部，去籽，把韃靼鮭魚塞進番茄裡。
在肉末中留一點空隙，把一湯匙的鮭魚卵填入其中。
冰涼食用。

建議：韃靼鮭魚也可用其他的魚來代替。

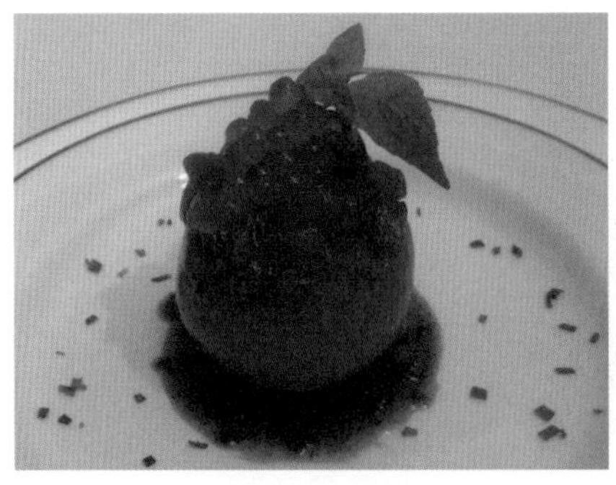

午餐

牛肉薄片＆格里松肉

Carpaccio de bœuf à la viande des Grisons

準備時間：20分鐘
份量：4人份

400克菲力牛肉　200克格里松肉　5湯匙檸檬汁　3湯匙辣油　鹽

牛肉薄片要用到切肉機，或可請肉販代勞。
牛肉薄片與格里松肉交錯擺放在各人的餐盤中。
將已準備好的辣油和檸檬汁倒在肉上。撒上鹽。
立即食用。

建議：格里松肉是以位於瑞士東部的格里松州為名的。這個地區大半土地高於海拔2000公尺，這就是為什麼當地養殖業有此重要性和高品質。乾牛肉成了瑞士這一地區的特產。

洋菇胡桃胡蘿蔔沙拉

Salade de carottes aux champignons et aux noix

準備時間：10分鐘
份量：4人份

500克胡蘿蔔　1個青蘋果　10顆胡桃　150克洋菇　1個檸檬
橄欖油　鹽　胡椒

胡蘿蔔清洗、沖刷、刨絲。蘋果削皮，切成塊。
調味料用3湯匙橄欖油和1湯匙半檸檬汁調製而成，
淋在胡蘿蔔和蘋果上。
用稍加醋的水洗淨洋菇。切去根部後，將洋菇切絲，加入檸檬汁以免變黑。
敲開胡桃，把胡桃肉撒在蔬菜沙拉上。

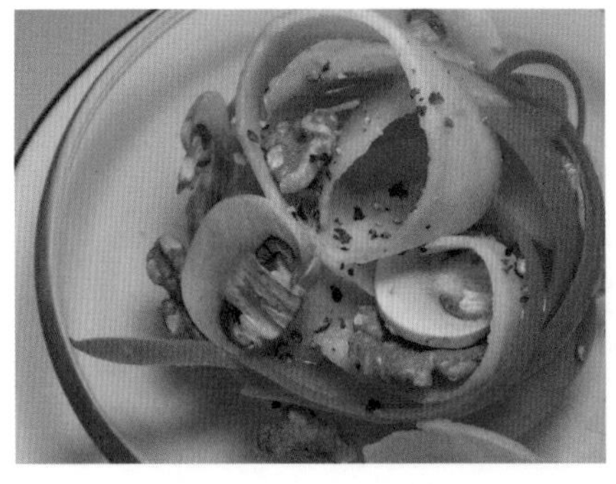

下午茶

香味水果沙拉
Salade de fruits épicée

份量：4人份

1個黃桃　1個白桃　1根香蕉　½顆檸檬　1個小甜瓜
6個（義大利）李　3個熟透的無花果　3個柳橙（榨汁）
20克糖　1湯匙橙花露　½茶匙肉桂粉　½茶匙芫荽末

為了更方便的剝去桃子皮，可以把桃子浸泡在沸水中30秒，再切成塊。
剝去香蕉皮，切成斜形小圓薄片。
在水果上滴上幾滴檸檬汁，以避免其氧化變黑。
甜瓜去皮去籽，切塊。將李子和無花果洗淨瀝乾。
義大利李切成兩半，取出果核。
將無花果切成四半，無需去皮。
將1個柳橙去皮取肉，在盤子上操作以接取橙汁。
將所有的水果放在高腳盤中，果汁另留用。
將其他兩個柳橙榨汁，與之前的橙汁一起倒入小平底鍋。
放入糖、橙花露和香料。
加熱直到糖完全融化。
然後將這個糖漿倒在水果上，輕輕地拌勻，冰箱冷藏2小時後食用。

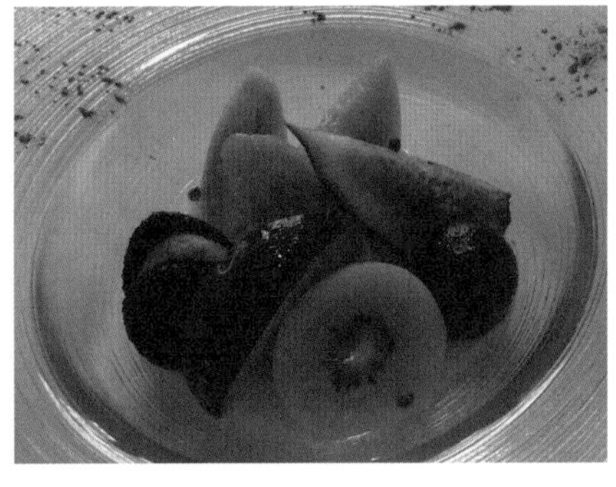

晚餐

香味脆皮紅鮪魚
Thon rouge en croute d'épices

準備時間：40分鐘
份量：4人份

約480克鮪魚　橄欖油
香料（每樣一湯匙量）：咖哩、小荳蔻、生薑、芫荽、孜然、花椒粉

前一天，切好4塊鮪魚，盡量使其厚度均勻，入味才會一致。
把所有的香料都攪拌在一起，將鮪魚完全浸漬於其中。然後緊緊包裹在保鮮膜中，再用錫箔紙保護。放於冰箱中「醃漬」至第2天。（至少要6小時。）
平底鍋熱油後，魚塊兩面都用大火煎一下。撒上鹽。
魚肉內部仍為玫瑰色。但是已經可以了，不要煎太老。
鮪魚可以同蘿蔔泥一起食用，也可以同炒蔬菜一起食用。

午餐

番茄鑲羊肉乾果
Tomates farcies à l'agneau confit et aux fruits secs

準備時間：40分鐘
份量：4人份

6個大番茄　600克羊肩肉　2個大洋蔥　2湯匙松子　6顆乾杏仁
2湯匙白葡萄乾　4湯匙橄欖油　鹽　胡椒

將肉切成小塊。杏仁切成碎塊。洋蔥去皮切成細條。
鍋中倒入油，熱油。先炒洋蔥和肉塊，不停翻炒。
加入葡萄乾、杏仁和松子。加鹽和胡椒。倒入一小杯水。
蓋上鍋蓋，文火燉煮1小時，定時翻炒。
關火前10分鐘，打開鍋蓋。
預熱烤箱，溫度為180℃。
清洗番茄並切去頂部。用小湯匙輕輕挖空番茄。把空心番茄放在抹上油的烤盤裡，塞進烹調好的肉，淋上少許橄欖油，撒上鹽和胡椒。放入烤箱，烘烤1小時。
在取出烤箱15分鐘前，將番茄頂部蓋上。
將番茄取出烤箱，可配白米飯吃。

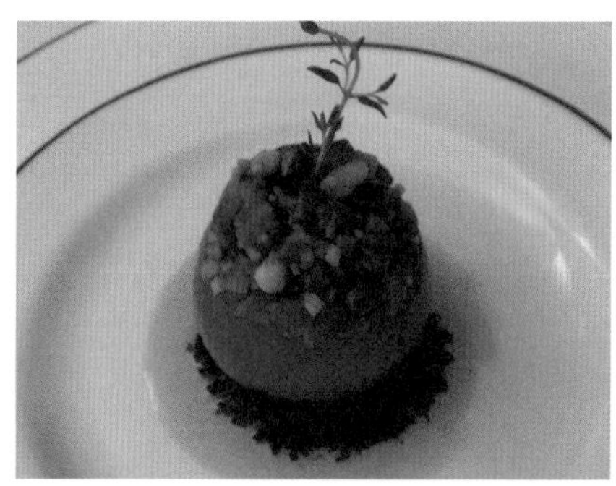

下午茶

紅色水果沙拉&荔枝冰棒

Salade de fruits rouges et son sorbet litchis

準備時間：30分鐘
份量：4人份

100克桑莓　100克藍莓　50克醋栗　2盒糖汁荔枝　80克糖
1枝香草豆莢　5滴玫瑰花露　2滴紅色食用色素　檸檬汁

將荔枝瀝乾，用一湯匙糖汁與香草、玫瑰花露和紅色食用色素混合，把上述材料放入冰砂機中攪打25分鐘。
在高腳盤中，把紅色水果用剩下的糖拌在一起，淋上檸檬汁。
荔汁冰棒和水果一起食用。

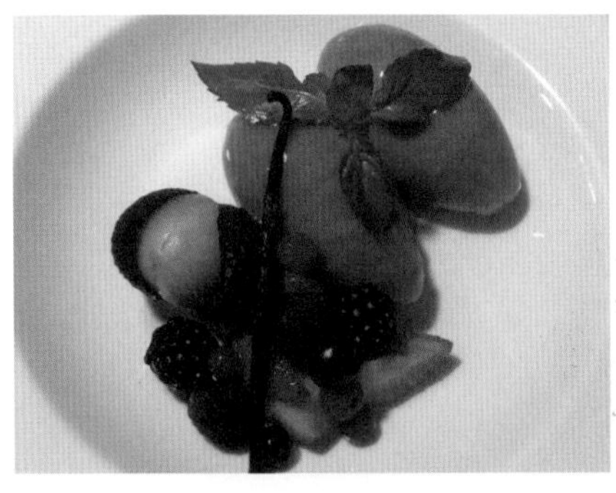

晚餐

甜瓜鴨胸肉
Melon au magret de canard

準備時間：20分鐘
份量：4人份

600克甜瓜肉　350克瘦鴨胸肉　4湯匙檸檬汁　2湯匙橄欖油
4顆新鮮無花果　鹽　胡椒

將甜瓜切成八瓣，然後每瓣都切成厚度約為1cm的三角形。
將鴨胸肉去油，切成2-3mm鴨肉片。
在盤中排放出星狀，將鴨肉片和甜瓜交錯擺放。
每個餐盤中放上無花果，同樣呈星狀。撒上鹽和胡椒。
淋上檸檬汁，冷藏。
食用時，再倒上少許橄欖油。

建議：若將油脂部分朝下，鴨肉朝上暴露在空氣中，置於冰箱約24小時熟成，會更加美味。

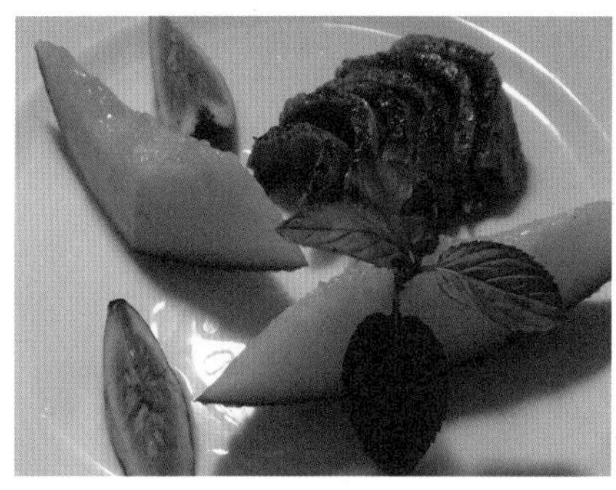

第三周

星期一

午餐

生火腿雞肉球

Tartare de poulet au jambon cru

準備時間：20分鐘
份量：4人份

500克雞胸肉　100克去脂火腿肉　4個蛋黃（蛋殼預留著）
2湯匙藍莓醋　2湯匙檸檬汁　3湯匙香芹碎末
鹽　胡椒　Tabasco辣醬

雞肉和生火腿肉一起剁碎。
把肉末放在沙拉盆中，加入碎香芹，撒上鹽和胡椒。
檸檬汁和醋根據個人習慣添加。
攪拌均勻，做成4個肉球。每個餐盤放一個，冷藏。
用半顆蛋殼放一個蛋黃在每個肉球上。
食用時，讓每一個肉球都吸收了蛋黃，並根據個人口味放鹽、胡椒和一些Tabasco辣醬。

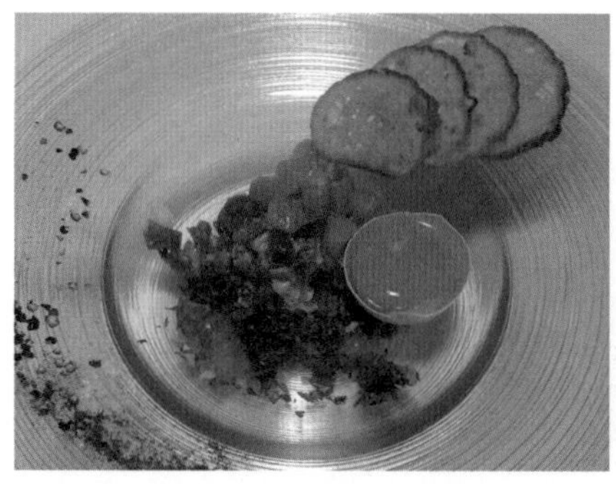

洋菇薄片

Carpaccio de champignons de Paris

準備時間：15分鐘
份量：4人份

600克洋菇　2湯匙蔥花　1瓣大蒜　5湯匙檸檬汁　3湯匙橄欖
小番茄若干　鹽　胡椒

洋菇洗淨瀝乾，去梗切薄片。淋上檸檬汁以避免變黑。
在盤中整齊有序地排放洋菇，倒入些許橄欖油，並撒上蔥花和蒜末。
放鹽和胡椒。
可用小番茄作點綴。冷食。

建議：洋菇可以只擦拭乾淨；也可以洗淨或在水中浸泡一下。不過洋菇只有在帶土時才需清洗，也可以將洋菇浸在加了醋的水中進一步去除土味。

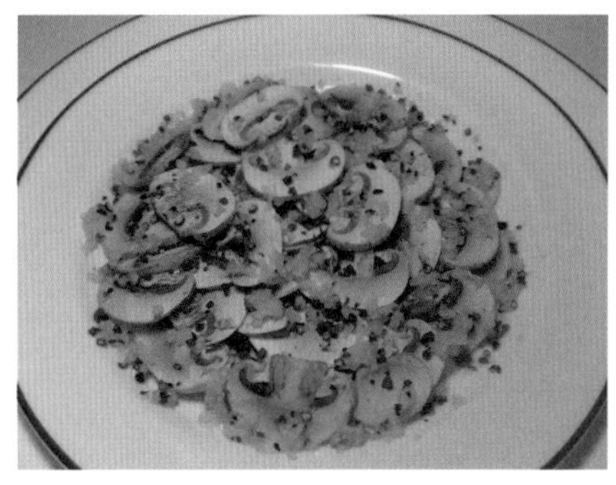

下午茶

秋天水果沙拉
Salade de fruits d'automne

準備時間：10分鐘
份量：4人份

1個蘋果　1個梨　2個李子　1小串葡萄　薄荷葉

將所有水果洗淨。
蘋果和梨去皮，切成兩半。去核去籽，切成小塊。
然後分別放到每個人的小酒杯中。
把李子切成兩半，去核後，切成小塊。
再把李子和葡萄放入小酒杯中。
接著把薄荷葉摘下洗淨，放入沙拉中。冷食。

建議：為了加快秋梨和冬梨的成熟速度，把它們先存放在冰箱水果袋裡一段時間，再置於高腳水果盤中待其成熟。冷藏有助於它們的成熟。

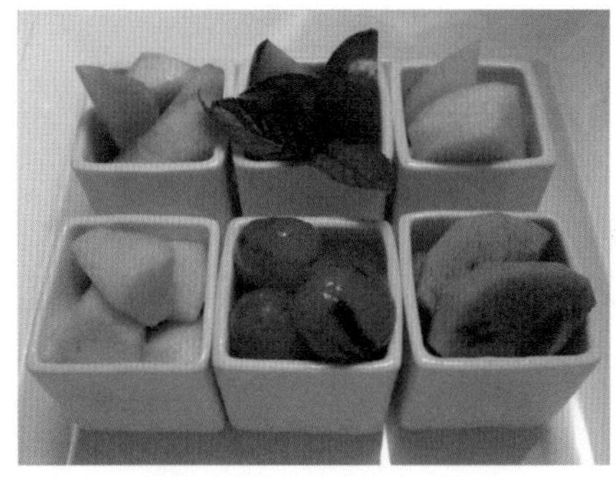

晚餐

黃瓜海鱸薄片
Carpaccio de bar au concombre

準備時間：45分鐘
份量：4人份

500克海鱸　300克黃瓜　5湯匙檸檬汁　2湯匙蔥花　3湯匙橄欖油
鹽　胡椒

把海鱸切成細薄片，接著放在餐盤中，淋上檸檬汁，冷藏1小時。
黃瓜去皮，切薄片，然後放在每個餐盤中，倒上檸檬汁。
撒上鹽和胡椒，蔥花。
在食用前，加入少許橄欖油。

第三周

星期二

午餐

薑蜜牛肉薄片

Emincé de veau au miel de gingembre

準備時間：15分鐘
份量：6人份

800克牛肉　400克生薑　4湯匙榛子油　3湯匙槐花蜜
4湯匙新鮮薄荷碎末　薄荷葉　鹽　胡椒

把牛肉切成厚度3mm的薄片。撒上鹽。
取2湯匙蜂蜜和2湯匙生薑末，拌勻。
在牛肉上抹上薑蜜。冷藏2小時。
撒上薄荷碎末。食用時，再點綴幾片薄荷葉。

義式蔬菜燉飯

Risotto aux légumes

（請參考162頁）

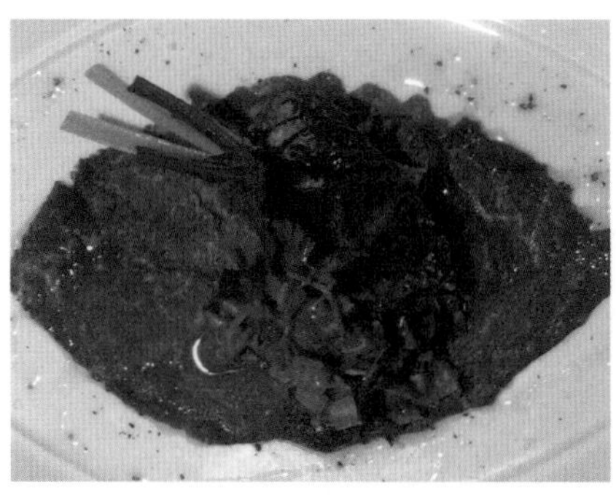

下午茶

橙子蛋奶酥

Soufflé d'oranges au Grand Marnier

準備時間：25分鐘
份量：4人份

6個大柳橙　6個雞蛋白　100克麵粉　60克糖

把每個柳橙用錫箔紙包裹，加入糖漿。
在150℃的烤箱中，用糖浸漬柳橙45分鐘。
然後在3/4的高度切開，並挖空。
將烤箱預熱到180℃，把蛋白打成固化白雪狀。用抹刀小心拌入麵粉以及2個分量的切細糖漬橙皮。
把蛋白霜填入挖空的4個柳橙中。在烤箱中烘烤10分鐘，使上色。
趁熱享用。

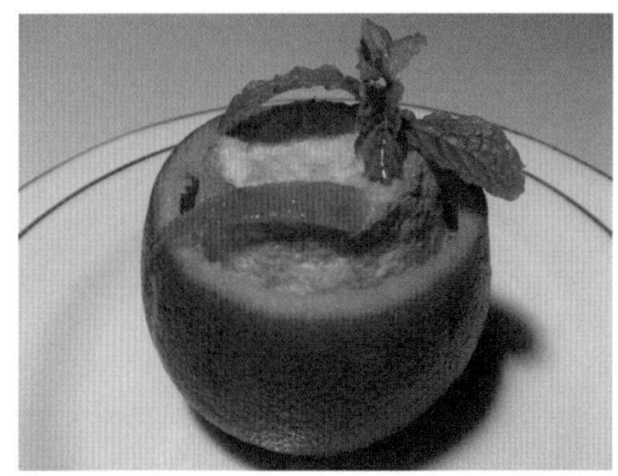

晚餐

特雷維茲牛肉薄片
Carpaccio de bœuf à la trévise

準備時間：20分鐘
份量：4人份

500克牛肉（臀部肉）　300克特雷維茲生菜　3湯匙蔥花
2湯匙酒醋　3湯匙橄欖油　鹽　胡椒

牛肉薄片需用到電動切肉機，可請肉販代勞。
將牛肉薄片分放在每個人的盤中。將特雷維茲葉片洗淨放於餐盤內牛肉周圍。撒上鹽和胡椒，撒上蔥花，倒入少許酒醋。冷藏至少2小時。
食用時根據個人口味，淋上橄欖油，再多加醋、蔥花、鹽和胡椒。

小紅蘿蔔沙拉
Salade de radis

（請參考165頁）

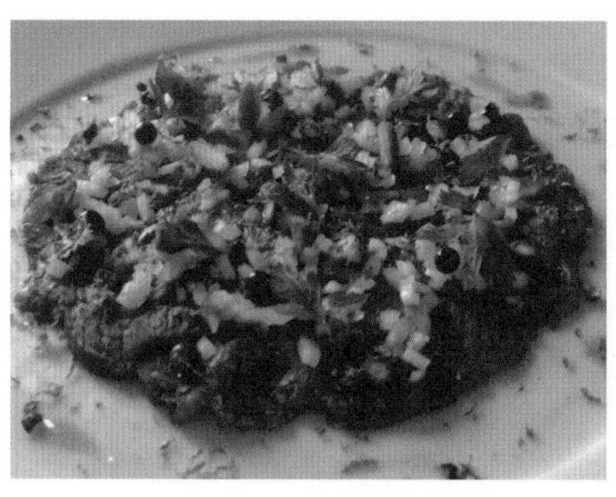

午餐

芥末蛋黃醬拌鯷魚牛肉末
Steak tartare aux anchois

準備時間：20分鐘
份量：8人份

1公斤瘦牛肉（菲力）　12條鯷魚　1個中等洋蔥切絲
2茶匙第戎芥末　4湯匙刺山柑花蕾碎末　3個蛋黃　4湯匙干邑白蘭地
一個檸檬（榨汁）　2茶匙胡椒粉　2茶匙鹽　香芹碎末
自行決定：Tabasco辣醬　Worcestershire醬　蔥花

以手動絞肉機磨製肉末。鯷魚磨碎後，與肉末混合在一起。
加入洋蔥、刺山柑花蕾碎末、芥末和蛋黃，均勻攪拌。
加鹽、現磨胡椒粉、檸檬汁、干邑白蘭地。
如果您喜歡，還可以加上Tabasco辣醬、Worcestershire醬。
充分拌勻。
把肉末放在餐盤中，呈厚圓形，外面有香芹和蔥花點綴。

下午茶

香味蘋果湯
Soupe de pommes aux épices
（請參考135頁）

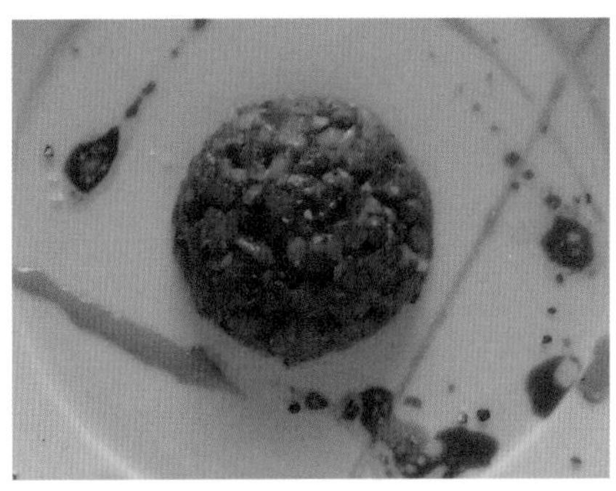

晚餐

茴香緋鯉

Tartare de rouget au fenouil

準備時間：20分鐘
份量：4人份

500克緋鯉肉　4湯匙橄欖油　300克茴香球　4湯匙檸檬汁
2湯匙剁碎的香芹　鹽胡椒

用手撕碎緋鯉肉。加鹽和胡椒。
再加2湯匙橄欖油，2湯匙檸檬汁。將其攪拌並冷藏。
將茴香球切細，然後將其放入沙拉盆中與香芹、橄欖油和檸檬汁一起攪拌。加鹽和胡椒。
冷藏2小時。
最後裝飾餐盤，將茴香撒在緋鯉周圍。

野苣蘑菇沙拉
Salade de mâche aux champignons

準備時間：25分鐘
份量：4人份

200克野苣　400克洋菇　40克青核桃　5湯匙檸檬汁　3湯匙橄欖油
1湯匙葡萄酒醋　1湯匙傳統芥末醬　2湯匙剁碎的香芹　鹽　胡椒

洗淨野苣並用刀去除根部。清洗並且瀝乾，放進沙拉盆中。
用加了醋的水將洋菇洗淨。切成小薄片，灑上檸檬汁以防止變黑。
將洋菇和野苣攪拌在一起。
粗略切一下青核桃，撒在沙拉上。
將傳統芥末醬、葡萄酒醋和橄欖油攪拌，做成醬汁。加鹽和胡椒。
均勻倒入沙拉中，撒上香芹。立刻就能品嘗。

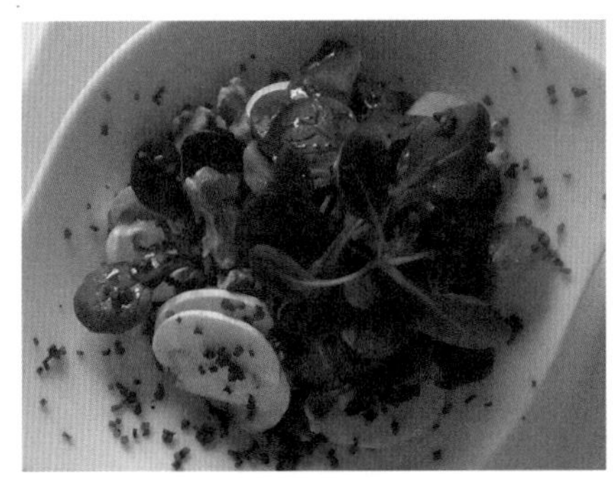

第三周

星期四

午餐

薑汁鴨肉片

Emincé de dinde au jus de gingembre

準備時間：20分鐘
份量：4人份

600克鴨胸肉　40克新鮮生薑　3湯匙橄欖油　鹽

將鴨胸肉切成3mm的薄片。
將生薑切成大塊，放入榨汁機中。把薑汁放在碗裡。
把事先浸在薑汁裡的鴨肉放在盤子上。
加鹽。
用保鮮膜將它蓋上，放入冰箱冷藏2-3個小時。
倒出多餘的薑汁。食用時倒入少量橄欖油。

春季沙拉
Salade printanière

準備時間：10分鐘
份量：4人份

150克綠色沙拉菜　100克時令胡蘿蔔　100克小紅蘿蔔　100克櫻桃
1個酪梨　少許檸檬汁　150克家禽肉（雞或鴨的白肉）　龍蒿
油　醋　鹽　胡椒

洗淨所有蔬菜和櫻桃。
將胡蘿蔔去皮並擦削成絲。將小紅蘿蔔切成圓形薄片。
將櫻桃去梗，切成兩半並去核。
將酪梨去皮，切成丁，澆上檸檬汁避免變黑。
全部和沙拉菜放入沙拉盆中混合。
加入家禽肉丁。
在碗中準備龍蒿醬汁。加鹽加胡椒。食用時澆在沙拉上。

下午茶

香味鳳梨

Ananas aux épices

準備時間：10分鐘
份量：4人份

1只新鮮鳳梨　30克粗紅糖　20ml橙汁　2個丁香花苞　2個小荳蔻籽
1枝香草豆莢　少許杏仁片

在小平底鍋中放入橙汁、丁香花苞、小荳蔻籽和香草加熱。沸騰時，離火讓其冷卻。
鳳梨去皮。切成圓薄片，將薄片切成兩半。去掉中心硬的部分。
將丁香和小荳蔻籽從橙汁中取出。將粗紅糖放入大平底鍋裡加熱成焦糖。當焦糖呈淺棕色時，使鍋底的焦糖漿和香味橙汁一起溶化。
在鍋中加入鳳梨片，每一面加熱5分鐘。最後使鳳梨片著上醬色。
將鳳梨片從鍋中取出，剩下的橙汁留在鍋中。
將橙汁煮沸，用木勺攪拌煮2-3分鐘，過濾後放入碗中。
將橙汁與鳳梨片放入冰箱冷藏。
冰透的鳳梨，倒入橙汁，撒上杏仁片品嘗享用。

晚餐

韃靼鮭魚
Tartare de saumon

（請參考146頁）

薇姿胡蘿蔔
Carottes Vichy

準備時間：15分鐘
份量：4人份

1000克胡蘿蔔　1茶匙糖　50克橄欖油　剪過的香芹

將胡蘿蔔削皮並清洗，切成薄的小圓片。在壓力鍋中蒸煮15分鐘。
在煎鍋中加油，放入胡蘿蔔。攪拌。撒糖。
加適量熱水濕潤，煮燒至水蒸發。
最後撒上香芹即可食用。

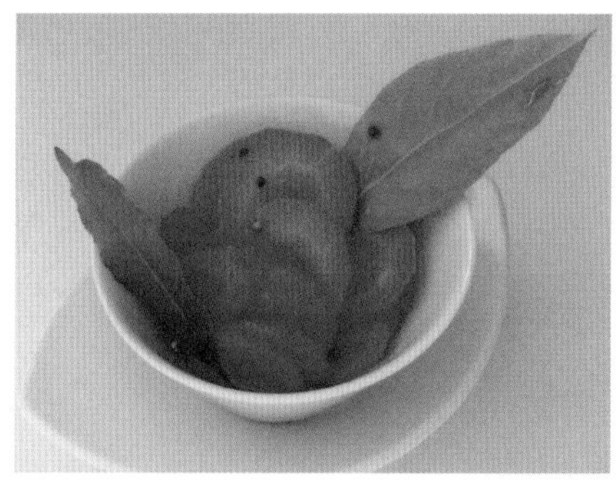

第三周

星期五

午餐

番茄鑲生牛肉

Tomates farcies au tartare de bœuf

準備時間：45分鐘
份量：4人份

600克番茄　300克韃靼牛肉（請參考195頁，不放鯷魚）
醋漬小黃瓜　少許刺山柑花蕾　鹽　胡椒　Tabasco辣醬

切下番茄上半部分，挖空去籽，塞入生牛肉。
用醋漬小黃瓜或刺山柑花蕾裝飾。
冷藏後食用。

建議：若有需要，可用雞肉或鮪魚肉代替牛肉。

下午茶

罌粟涼柑橘

Agrumes rafraîchis au pavot

（請參考154頁）

晚餐

烤鮪魚佐小番茄醬汁 Thon grillé au coulis de tomates cerises et salade de tomates cerises

準備時間：30分鐘
份量：4人份

4片鮪魚　1000克小番茄（可用熟透的普通番茄代替）　4瓣大蒜
鹽　胡椒　橄欖油

製作醬汁：
清洗番茄並將其切成四瓣，放在凹形盤內以便保存番茄汁液。
將大蒜去皮。
在燉鍋裡用中火燒熱橄欖油，不要讓它冒煙。
加入蒜、番茄和番茄汁。加鹽和胡椒。
加熱20多分鐘，先打開蓋子，然後加蓋，注意不要讓番茄黏住。
當濃厚的醬汁形成，從火爐上取下鍋子，使其降溫。
將醬汁倒入食物攪碎器中攪碎，然後倒入合適的鍋裡保存。

烤鮪魚：
倒一些橄欖油在鍋中加熱，旺火時放入魚片，先加熱一面，再加熱另一面。（也可以用烤架）減小火候，加熱15分鐘。
用文火重新加熱番茄醬汁。
在魚片上加鹽和胡椒（少許，因為已經在醬汁裡加了調味料。）
立刻澆上醬汁一起品嘗。可用小番茄沙拉作配菜。

第三周

星期六

午餐

蒲瓜鑲洋菇火腿

Courgettes farcies aux champignons et au jambon cru

準備時間：45分鐘
份量：6人份

6個蒲瓜　5片厚的生火腿　500克洋菇　3湯匙麵包粉　4湯匙橄欖油
1枝百里香　2小撮辣椒　鹽　胡椒

洗淨蒲瓜，縱切成兩半。用小湯匙挖空。
將挖出的瓜肉暫放冷藏。挖空的蒲瓜平放到蒸鍋架子上準備蒸熟，避免重疊。若蒸鍋不夠大，分幾次進行。
在蒲瓜上加鹽和胡椒。加蓋燒15分鐘。讓蒲瓜變熟，但仍應是脆的。留置待用。
擦洗洋菇。去根，速將洋菇頭放入水中漂洗。用布擦乾。
把生火腿切小片。
將生火腿片、洋菇和蒲瓜肉放到攪拌器裡攪拌，直到變成均勻的肉餡。
清洗、吸乾百里香並摘下葉片。
在鍋中加熱兩湯匙橄欖油。放入肉餡，中火加熱5分鐘並翻炒。加鹽和胡椒。撒上百里香，攪拌。關火。
先加熱烤箱。將錫箔紙鋪在烤箱底部。
將洋菇肉餡塞入挖空的蒲瓜。
將剩下的橄欖油和麵包粉、辣椒攪拌。撒在蒲瓜上。放入烤箱中部，烘烤15分鐘，烤箱的門保持打開。
食用時，和綠葉沙拉一起品嘗。

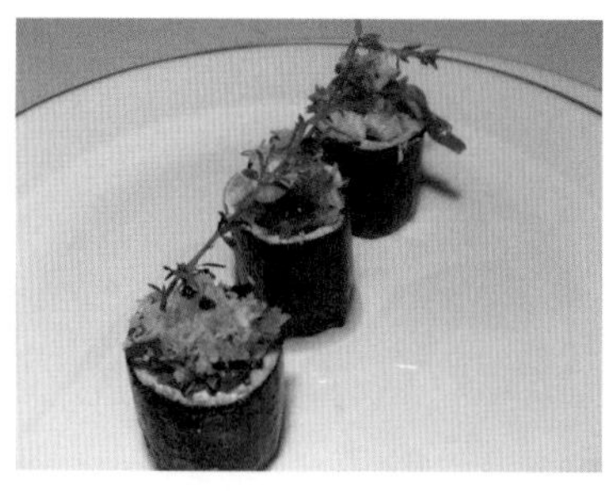

下午茶

櫻桃涼湯

Soupe glacée de cerises

準備時間：20分鐘
份量：6人份

1000克櫻桃　150克糖　3湯匙櫻桃酒　2支薄荷草

薄荷草清洗，瀝乾，摘葉。
糖倒入鍋中。加20ml水，慢慢燒至沸騰。
沸騰10分鐘後。關火，加櫻桃酒。靜置冷卻。
清洗櫻桃，去梗，去核。
把櫻桃放入攪拌器中，加入準備好的糖漿。攪拌至成為液態。
倒入沙拉盆，加薄荷草葉。冷藏3小時。
將櫻桃湯放入小酒杯中食用。

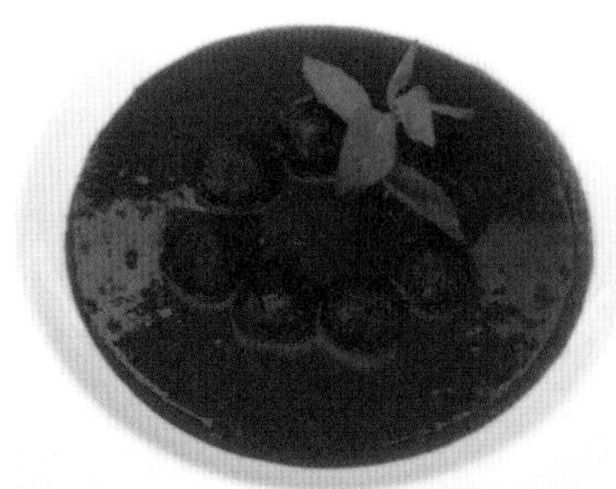

晚餐

香草鱈魚

Tartare de cabillaud aux fines herbes

準備時間：25分鐘
份量：4人份

600克鱈魚　1湯匙蛋黃醬　2個蛋黃　1湯匙碎香葉芹　1湯匙蔥花
1湯匙碎羅勒　1湯匙碎香芹　2湯匙龍蒿醋　醬油　鹽　胡椒
Tabasco辣醬

用手撕碎鱈魚肉。加鹽和胡椒，加蛋黃、醋。
加入蛋黃醬、各種香料、醬油和Tabasco辣醬。
冷食為佳。

午餐

鳳梨豬肉片
Emincé de porc a l'ananas

準備時間：15分鐘
份量：6人份

750克豬肉　3湯匙槐蜜　500克鳳梨　60克薑泥　鹽

把豬肉切成3mm的薄片。加鹽。
將2湯匙槐蜜和2湯匙磨細的薑泥混合。
把混合後的薑蜜塗在豬肉片上。
搭配鳳梨切塊，冷食。

義式蔬菜燉飯
Risotto aux légumes

（請參考162頁）

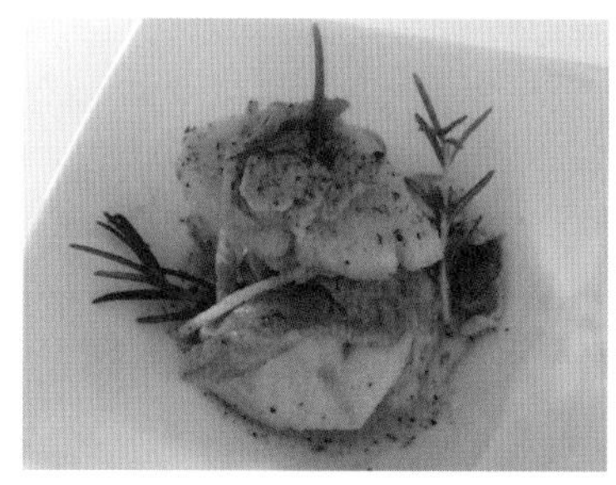

下午茶

薄荷鳳梨
Ananas gratine à la menthe

準備時間：15分鐘
份量：4人份

1只新鮮鳳梨　3顆蛋黃　80克粗紅糖　150ml花乳　10片新鮮薄荷草葉

鳳梨去皮，切成小塊，分置於4個小缽中。
攪拌蛋黃，摻入一半粗紅糖和所有花乳。倒在鳳梨上。
撒上剩下的粗紅糖，以平底鍋燒煮15分鐘。
靜置降溫，食用時撒上薄荷葉碎末。

晚餐

咖哩鮪魚
Tartare de thon au curry

準備時間：15分鐘
份量：4人份

600克鮪魚　1湯匙咖哩醬　5湯匙檸檬汁　2湯匙橄欖油　鹽　胡椒

用手撕碎鮪魚。
將碎肉放入沙拉盆，混入咖哩醬，加入3湯匙檸檬汁和橄欖油。
加鹽和胡椒。攪拌均勻。
最好配有奇異果片、小鳳梨塊、芒果片、橘子塊一起食用。
不過還是午餐吃就好，晚餐避免水果。

野苣沙拉
Salade de mâche

（請參考147頁）

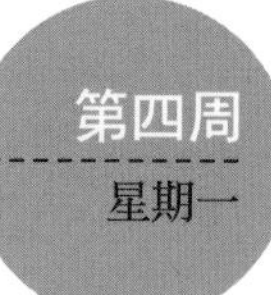
第四周
星期一

午餐

酸菜白汁紅牛肉
Carpaccio de bœuf et légumes au vinaigre

準備時間：20分鐘
份量：4人份

500克牛肉（或牛腿排）　200克酸菜　3湯匙橄欖油　鹽　胡椒

最好請肉鋪用切片器薄切牛肉。
將牛肉薄片分別放在個人盤中。
加鹽和胡椒。倒入橄欖油。冷藏。
將酸菜瀝乾水分，分別放在牛肉薄片上。即可食用。

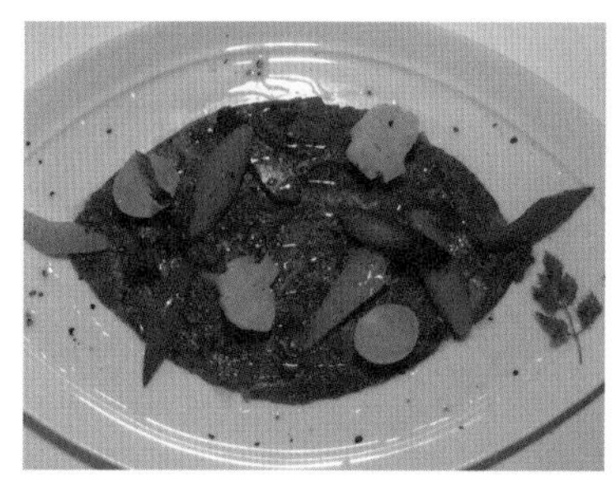

下午茶

波爾多白酒草莓湯

Soupe de fraises au bordeaux blanc sec

準備時間：15分鐘
份量：4人份

1000克草莓　370ml波爾多白葡萄酒　4個柳橙（榨汁）
100克細砂糖　1枝薄荷草

將200克草莓洗淨去梗，
與橙汁、糖、2片薄荷葉、波爾多白葡萄酒混合。冷藏。
將剩下的草莓切薄片，把湯澆在上面。
以薄荷葉裝飾。

晚餐

蘆筍龍蝦

Pointes d'asperge et leur queue de langouste

準備時間：35分鐘
份量：4人份

200克蘆筍尖　300克龍蝦肉　250克黃瓜　100克洋菇　少許生菜葉
5湯匙檸檬汁　5湯匙橙汁　鹽　胡椒

將龍蝦肉切成小方塊，加鹽。冷藏15分鐘左右。
然後在檸檬汁和橙汁裡醃漬至少30分鐘。瀝乾。
醃漬過程中，將洋菇洗淨切成薄片，灑上檸檬水以防變黑。
黃瓜去皮，切成小丁。
將黃瓜、龍蝦，和洋菇在沙拉盆中小心混合。
根據喜好加鹽和胡椒。
分盤裝，每個盤底放一片生菜葉。
用蘆筍尖圍在盤邊。冷食為佳。

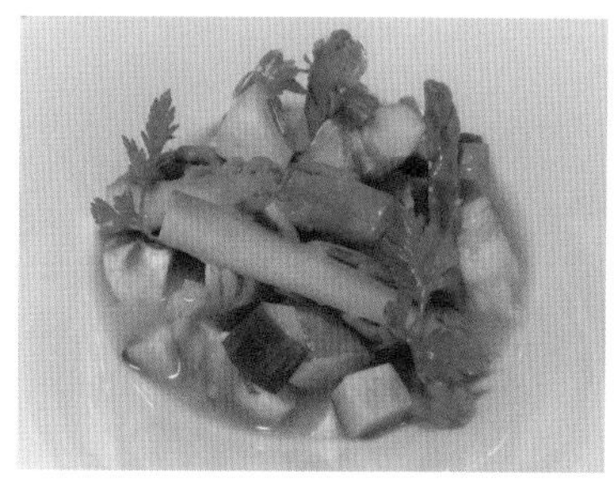

第四周
星期二

午餐

菠菜鯛魚
Epinards à la dorade

準備時間：40分鐘
份量：4人份

200克菠菜葉　350克鯛魚片　110克茴香球莖　5湯匙檸檬汁
1湯匙蔥花　1湯匙白葡萄酒醋　3湯匙橄欖油　Tabasco辣醬
鹽　胡椒

把鯛魚肉切成小丁，加鹽。然後在檸檬汁中冷藏浸泡20分鐘。
洗淨並修剪菠菜葉。把茴香球莖切成小塊。
根據喜好，用橄欖油、白葡萄酒醋、蔥花、鹽和Tabasco辣醬調配醬汁。
將檸檬漬鯛魚丁與茴香混合。放在鋪於沙拉盤中的菠菜葉上，
冷藏1小時。最後，倒入醬汁，小心攪拌。

下午茶

香味水果燒

Poêlée de fruits aux épices

準備時間：30分鐘
份量：4人份

4個蘋果　4個梨　400克葡萄乾　1個檸檬　100克紅糖　2枝桂花
2枝香草豆莢　7個丁香子花苞　2個八角茴香　80克奶油　四川調料

在平底鍋中緩緩溶化奶油。
水果去皮，切小塊。加入平底鍋。再加入葡萄乾，和掰開的香草。
燒煮5分鐘。
撒上桂花和糖，加入丁香子花苞、四川調料和茴香。
時而攪拌，使水果著色。
盛入小杯中，趁熱食用。

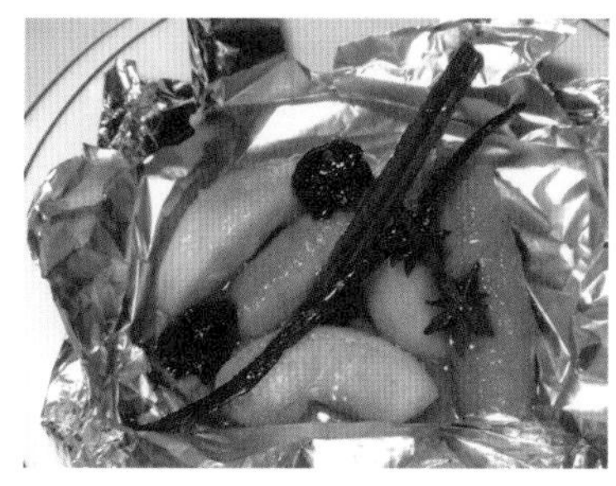

晚餐

蒲公英鴨肉
Salade de pissenlit au magret de canard

準備時間：35分鐘
份量：4人份

350克去脂鴨胸肉　200克蒲公英葉　350克番茄　1湯匙蔥花
2湯匙覆盆子醋　2湯匙橄欖油　2湯匙香芹碎末　鹽　胡椒

清洗蒲公英葉，瀝乾，修剪。放在盤子中央。
用番茄片環繞餐盤周圍。
將鴨肉切成薄片（若有可能，放於冰箱24小時稍微晾乾），
放在蒲公英葉上。
加入蔥花，撒上香芹。
用覆盆子醋和橄欖油調製醬汁，淋上。根據口味，加鹽和胡椒。
冷食為佳。

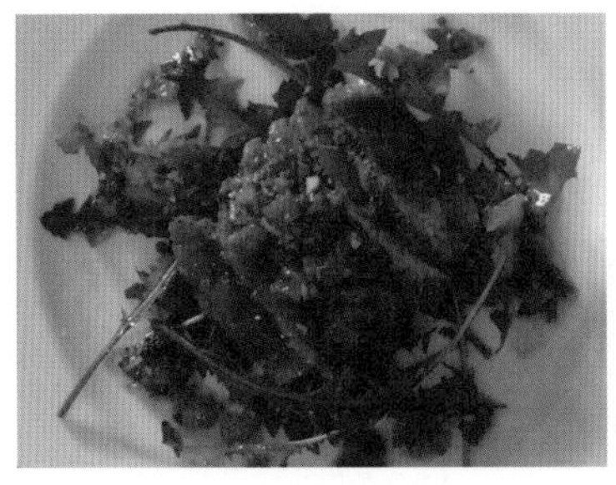

午餐

洋菇牛肉
Carpaccio de bœuf aux champignons

準備時間：20分鐘
份量：6人份

750克菲力牛肉（或牛腿排）　300克洋菇　8湯匙檸檬汁
3湯匙橄欖油　鹽　胡椒

最好請肉鋪用切片機將牛肉切成薄片。將牛肉分別裝盤。
將洋菇仔細清洗切片。撒上一半的檸檬汁以避免變黑。
放到盤裡，圍繞在肉片四周。
加鹽和胡椒。倒入少許橄欖油和剩下的檸檬汁。冷藏至少1小時。

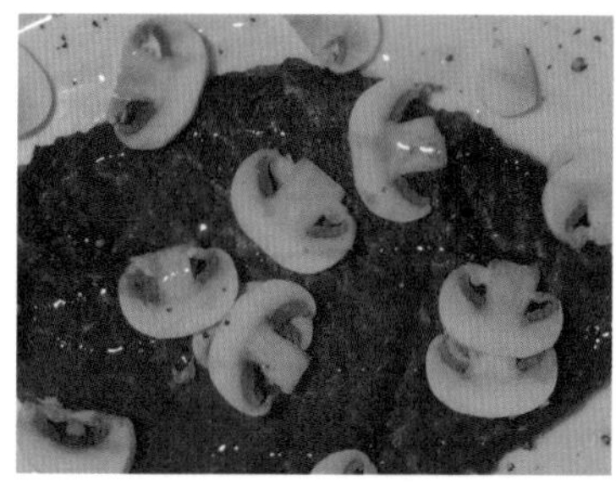

義式雞油蕈燉飯
Risotto aux girolles

準備時間：60分鐘
份量：6人份

500克圓米　1顆洋蔥　450克雞油蕈　12只小花椰菜　60克奶油
150ml白葡萄酒　1000ml雞高湯　2湯匙油　80克帕瑪森乾酪屑
3個紅椒　鹽　胡椒

洋蔥去皮，切片。雞油蕈清洗，切片。
加熱高湯。在平底鍋中溶化奶油，倒入洋蔥和米飯，文火翻炒至半透明。
倒入白葡萄酒，加鹽和胡椒。燒煮3分鐘。
然後加入熱高湯和花椰菜。把火減到最小，微火燒至米飯完全吸收水分。
同時，在另一鍋中加熱油，雞油蕈用大火燒6-7分鐘，翻炒。
加鹽和胡椒。待米飯煮熟，加入雞油蕈。攪拌，繼續燒幾分鐘。
燉飯分配到切半挖空的紅椒中，撒上帕瑪森乾酪屑。即可食用。

下午茶

無花果塞梨

Poires farcies aux figues

準備時間：10分鐘
份量：4人份

4個梨　4個大無花果　100克香草糖霜　1小撮桂花　薄鹽奶油（選用）

預熱烤箱，溫度為200℃。
將梨洗淨，擦乾，不要去皮。
將無花果洗淨，擦乾，從上部剖開，打開一點。
梨切半，挖空。把無花果塞入梨中。
撒些桂花和糖，放到烤箱的烤盤裡，30分鐘後移出烤箱。
沾著烤盤中焦化的醬汁食用，熱食為佳。
食用之前，可在每個塞了無花果的梨上放一小塊薄鹽奶油。

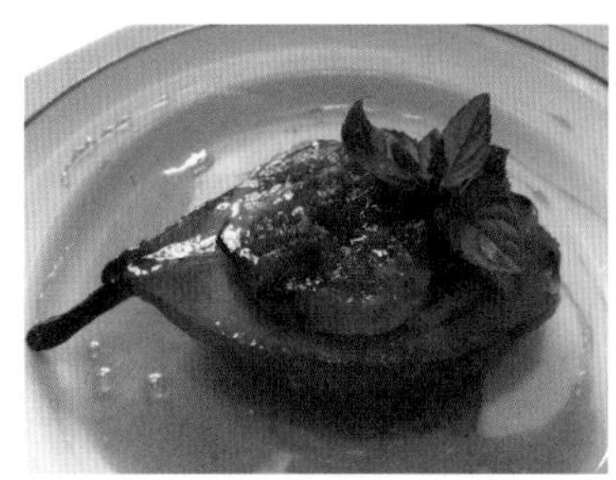

晚餐

白酒鮭魚
Carpaccio de saumon au vin blanc doux

準備時間：20分鐘
份量：4人份

600克鮭魚排　5湯匙檸檬汁　4湯匙白葡萄酒　2湯匙新鮮薄荷碎末
鹽　胡椒

把鮭魚切成薄片，分別放入餐盤中，加鹽和胡椒。加少許檸檬汁。
冷藏1小時。
食用時，每盤澆灑一湯匙白葡萄酒，撒上現切的碎薄荷。

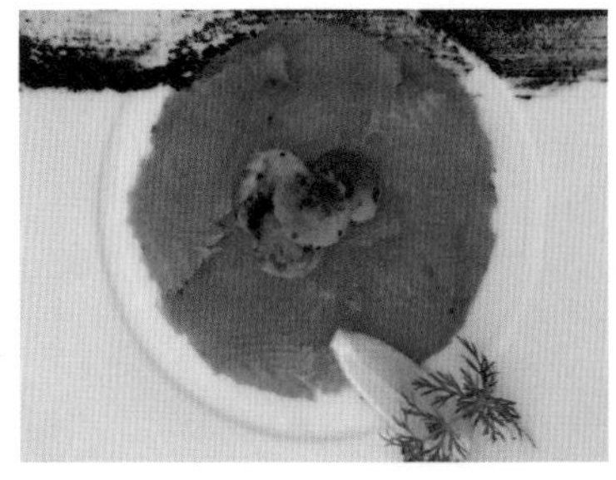

蘆筍蘿蔔沙拉

Salade d'asperges vertes et radis noirs

準備時間：15分鐘
份量：4人份

250克綠蘆筍　1顆沙拉菜　2枝新鮮龍蒿　1/2蘿蔔
1湯匙覆盆子醋　3湯匙橄欖油鹽　胡椒

切掉蘆筍根，洗淨，不要修剪。
在壓力鍋中煮5-7分鐘。瀝掉水分，留用。
沙拉菜洗淨並瀝乾。摘下較大片的葉子。放上餐盤。
斜切蘆筍，放在沙拉葉之上。
蘿蔔去皮，用刨菜板刨成薄圓片。放入餐盤。
在碗裡混合油和醋。加鹽和胡椒。
剪下龍蒿的葉子放在沙拉菜上。
倒入油醋醬汁。混合，即可品嘗。

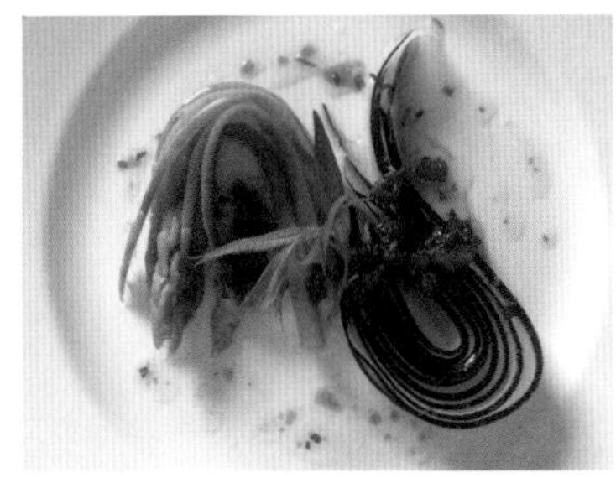

第四周

星期四

午餐

檸汁雞肉片

Emincé de poulet au citron

（請參考138頁）

柑橘野苣沙拉

Salade de mâche aux agrumes

準備時間：25分鐘
份量：4人份

200克野苣　200克柳橙　140克葡萄柚　25克杏仁碎末　2湯匙橙汁　3湯匙橄欖油　鹽　胡椒

柳橙和葡萄柚去皮取肉。撥成一瓣瓣，去內皮。裝盤。
野苣洗淨，瀝乾。加到盤中央放有柑橘的盤中。
撒上杏仁碎末。冷藏
在碗裡攪拌橙汁和鹽，用攪拌器攪拌，慢慢加橄欖油。
調整味道。根據喜好再加胡椒。沾取醬汁品嘗。

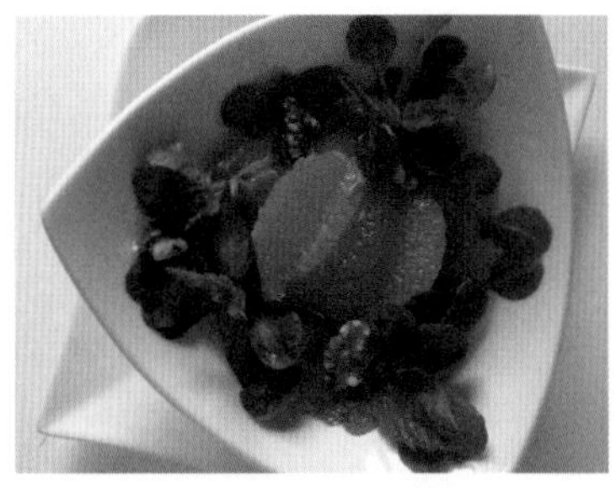

下午茶

蜂蜜薑味芒果

Mangue au gingembre et au miel

準備時間：10分鐘
份量：4人份

2個芒果　2湯匙槐蜜　1個檸檬　1茶匙薑末

芒果去皮，切成厚片。
洗淨檸檬，去皮壓汁。
在沙拉盆中加入芒果、檸檬汁、蜂蜜、薑末，混合。冰箱冷藏2小時。
品嘗前，削些檸檬皮，撒在芒果上。

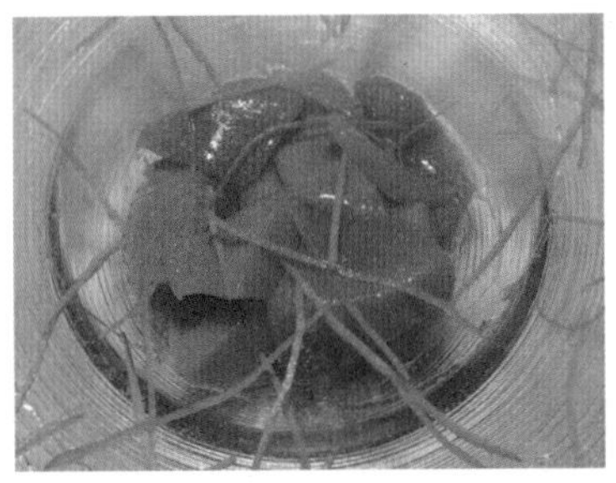

晚餐

海鱸魚片
Carpaccio de loup

準備時間：25分鐘
份量：4人份

600克海鱸　350克番茄　3湯匙橄欖油　100克檸檬汁　2湯匙碎薄荷
鹽　胡椒

將海鱸切成薄片，加鹽和胡椒。倒入檸檬汁。冷藏1小時。
將番茄切成薄片。食用時，倒出多餘的檸檬汁。
在大盤或餐盤中交錯排上海鱸薄片和番茄片。
確認味道，倒入少許橄欖油。撒上碎薄荷葉。冷食為佳。

豆芽嫩菠菜沙拉
Salade de soja et jeunes pousses d'épinard

（請參考142頁）

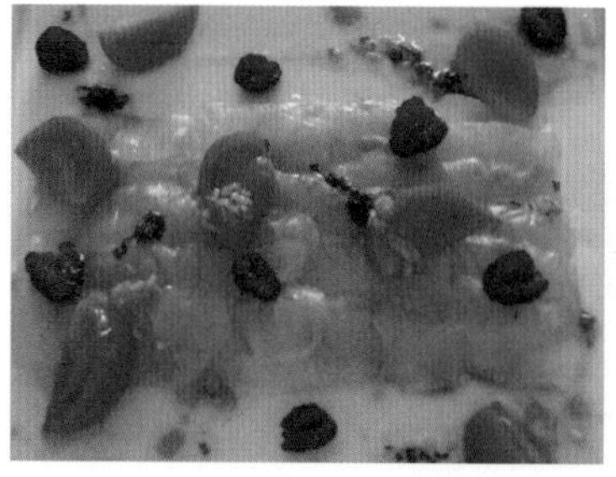

午餐

烤海鱸
Filets de bar au four

準備時間：15分鐘
份量：4人份

800克海鱸魚排　2個洋蔥　5根蔥　橄欖油　2個大番茄
4杯白葡萄酒　1個檸檬　2片月桂葉　鹽　胡椒

烤盤抹油，烤爐預熱180℃。
烤盤鋪上洋蔥片和蔥片，加入月桂葉，一點鹽和胡椒。
放上魚排，在魚肉上蓋上番茄片和檸檬片。
加葡萄酒和少許橄欖油。
烤盤入爐，烤30分鐘左右。
趁熱食用。

墨魚汁燉飯
Risotto nero

準備時間：15分鐘
份量：4人份

320克阿伯里奧米或卡納羅里圓米　2湯匙加鹽奶油　250ml白葡萄酒
1個洋蔥　1000ml魚高湯　70ml墨魚汁　1-2個檸檬　帕瑪森乾酪

洋蔥切細。與奶油一起入鍋，避免著色。
加米，使它被油包裹，翻炒直到變半透明。
加葡萄酒，用木勺炒米飯，待米粒吸收葡萄酒之後，
一勺一勺慢慢加入魚高湯。可根據個人喜好以其他肉湯代替。
米飯燒煮10-12分鐘後，加墨魚汁和一勺魚高湯。
試嘗米飯，應該在煮完後會有些彈性。
加入檸檬汁。
將帕瑪森乾酪刨絲，加入燉飯。

建議：為了防止燉飯變得油膩，可加入一些馬士卡彭乳酪，不過小心別放太多。

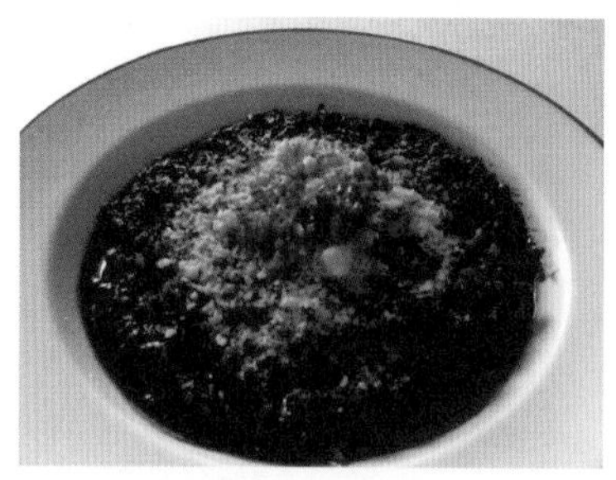

下午茶

杏仁肉桂葡萄柚

Pamplemousse à la cannelle et aux amandes

準備時間：20分鐘
份量：6人份

5個葡萄柚　2茶匙肉桂粉　3湯匙糖霜　75克杏仁碎末

葡萄柚去皮取肉。用刀刃將其各瓣掰開。在沙拉盆上進行操作，以便接住滴下的葡萄柚汁。
把葡萄柚瓣再切成兩半，放入沙拉盆。
撒上肉桂粉和糖，淋上果汁，攪拌。
在熱鍋中烤杏仁，讓杏仁顏色變金黃，撒在葡萄柚沙拉上。
即可食用。

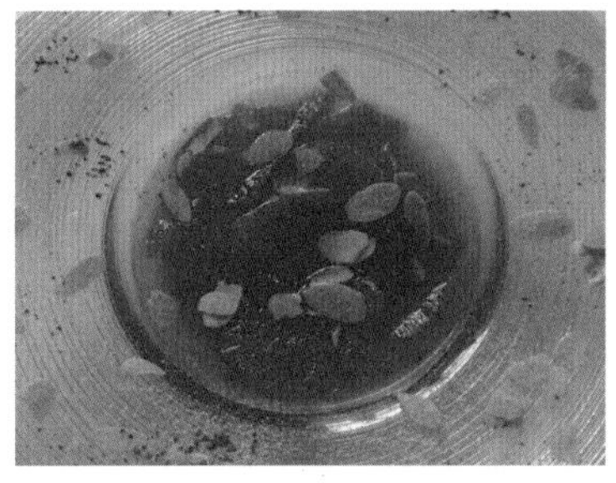

晚餐

蘆筍火腿沙拉

Salade de pointes d'asperge au jambon

準備時間：15分鐘
份量：4人份

300克Bayonne火腿（去油，切小塊） 400克蘆筍尖 3湯匙橄欖油
1湯匙葡萄酒醋 2湯匙蔥花 鹽 胡椒

把蘆筍尖排放在每個盤子邊緣，生火腿塊放中間。
用酒醋和橄欖油調成醬汁，加鹽和胡椒，淋在沙拉上。
撒上蔥花。冷食為佳。

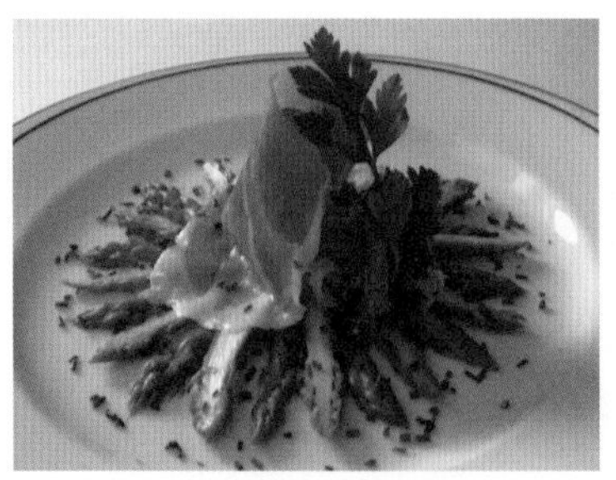

午餐

芥末牛肉

Carpaccio de bœuf à la moutarde

準備時間：20分鐘
份量：4人份

600克牛腿排　5湯匙檸檬汁　50克傳統法式芥末　3湯匙橄欖油
鹽　胡椒

最好請肉鋪用切片機切牛肉。牛肉薄片分裝到每個人的餐盤中。
適量加鹽和胡椒。冷藏1小時。
在碗裡加檸檬汁和橄欖油；再加入芥末，攪拌。
食用時，淋上此醬汁。

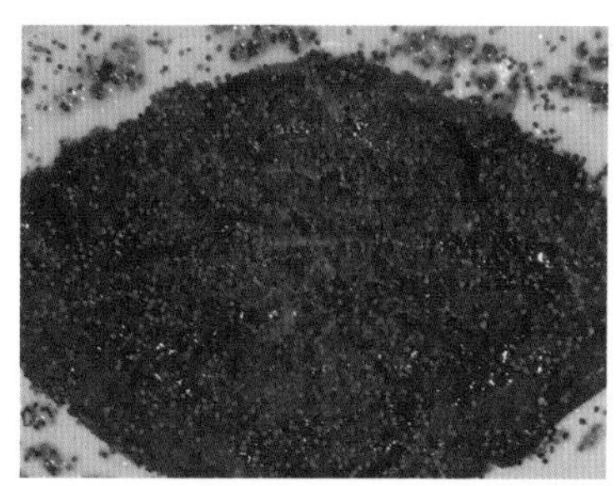

蔬菜泥

Tartare printanier

準備時間：30分鐘
份量：4人份

150克根芹　150克蒲瓜　150克黃瓜　150克胡蘿蔔　50克洋菇
50ml檸檬汁　1湯匙紅蔥頭碎末　2湯匙蔥花　3湯匙橄欖油
2湯匙傳統法式芥末　1茶匙醋　鹽　胡椒　Tabasco辣醬

將胡蘿蔔和根芹切成小方塊狀，然後用切碎機切碎，加些檸檬汁以防變黑。將碎菜放入凹形盆。

同樣切碎蒲瓜和削好皮的黃瓜，不加檸檬。

與其他碎菜攪拌，加橄欖油。

擦洗洋菇，切成片狀，加檸檬汁以防變黑。

將剩下的檸檬汁、紅蔥頭碎末、蔥花、芥末和幾滴Tabasco辣醬攪拌。加鹽和胡椒。

把醬汁澆到菜泥上，攪拌，用洋菇裝飾。

冷食為佳。

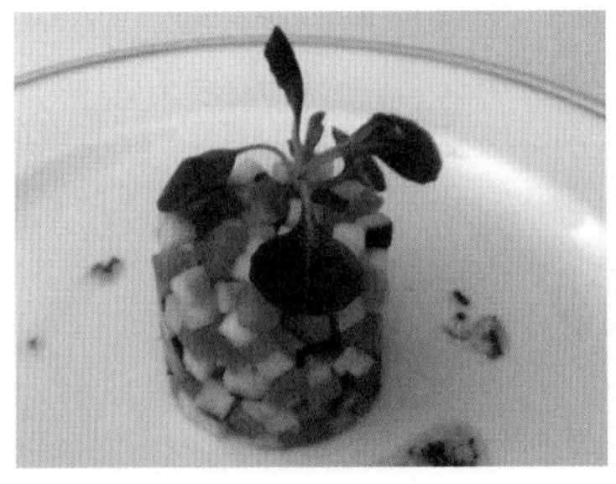

下午茶

生薑甜瓜

Melon au gingembre

準備時間：10分鐘
份量：4人份

2個正熟哈密瓜　2個柳橙　10ml礦泉水　2茶匙糖　60克糖薑

柳橙洗淨，將其中一只去皮，皮切成絲狀。
將橙皮放入沸水中燒三分鐘，瀝水。放入冷水中，再取出瀝乾水分備用。
兩個柳橙榨汁，過濾渣滓，置入碗中，待用。
在小平底鍋中放礦泉水和糖，沸騰後再燒兩分鐘。加橙皮，浸6-7分鐘。橙皮瀝去水分。糖水加入橙汁。
哈密瓜切成兩半，去籽，用圓挖勺把果肉挖成小球狀。
放入小酒杯中，加入糖薑薄片和橙汁。
用橙皮裝飾。食用前放冰箱30分鐘。

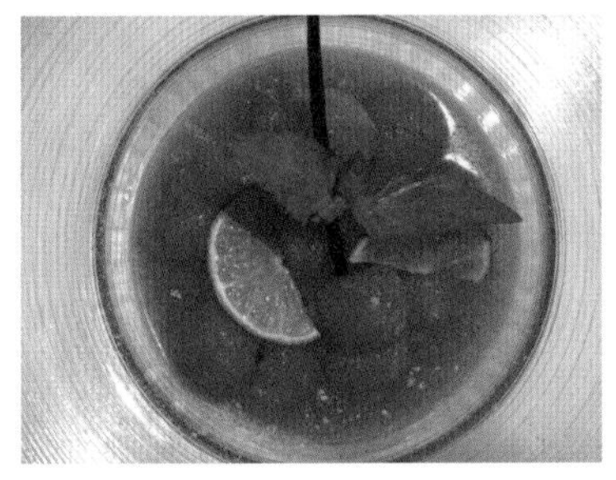

晚餐

蘆筍鯛魚佐香芹胡蘿蔔
Dorade aux asperges vertes et sa julienne de carottes

準備時間：30分鐘
份量：4人份

1隻鯛魚　1束綠蘆筍　4個胡蘿蔔　3湯匙橄欖油　2個紅蔥頭
1杯白葡萄酒　4枝香芹　鹽　胡椒

預熱烤箱溫度180℃。
胡蘿蔔去皮。縱向切成兩半，然後切成細長條。
將紅蔥頭去皮切片。在烤盤內放入鯛魚，加蔥、胡蘿蔔、鹽、胡椒。
澆上橄欖油，在烤箱裡烤30分鐘。
蘆筍去根。紮成一束，在鹹沸水中燒10分鐘。
若有可能，不要將蘆筍尖浸入。瀝去水分。
用白葡萄酒濕潤鯛魚，加蘆筍，再烤10分鐘。
食用時，取下鯛魚肉片並切半。
在預熱過的餐盤中放入鯛魚片、胡蘿蔔、蘆筍。
淋上醬汁。撒香芹末。

午餐

無花果格里松肉
Carpaccio de viande des Grisons

準備時間：30分鐘
份量：4人份

500克格里松肉（或去油生火腿）　300克新鮮無花果　1湯匙蒜末
2湯匙蔥花　2湯匙葡萄酒醋　3湯匙核桃油　鹽　胡椒

最好請肉鋪用切肉機切肉。
用薄刃刀將無花果切成圓片。
將薄肉片分盤裝，交錯放入無花果片。
以蒜末、葡萄酒醋、核桃油、鹽、胡椒製成酸醋醬汁，澆到盤上。
撒上蔥花，即可食用。

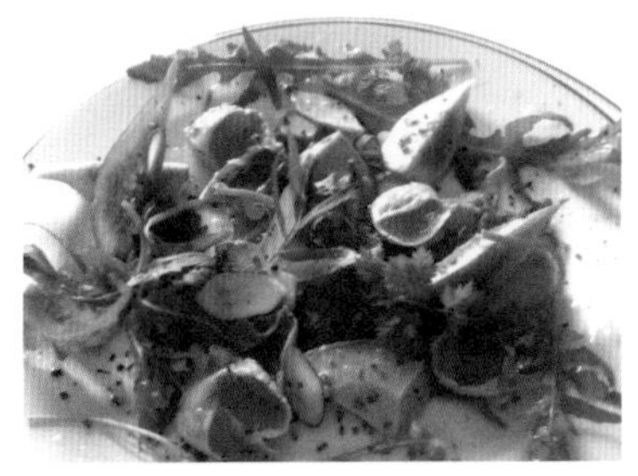

紅高麗菜沙拉
Chou rouge en salade

準備時間：15分鐘
份量：4人份

500克紅高麗菜　4湯匙橄欖油　3湯匙葡萄酒醋　鹽　胡椒
Tabasco辣醬

摘掉紅高麗菜外面的葉子。洗淨，擦乾。切成四塊。切掉當中的大葉脈，切細絲。用橄欖油、酒醋、鹽和胡椒調成醬汁，根據口味加一點Tabasco辣醬。與紅高麗菜一起攪拌。
品嘗時，可加入一湯匙蔥花或一湯匙碎香芹，還有少許小茴香。
冷食為佳。

建議：這道沙拉放於封閉容器內，可在冰箱保存許多天。也可做其他菜的配料。

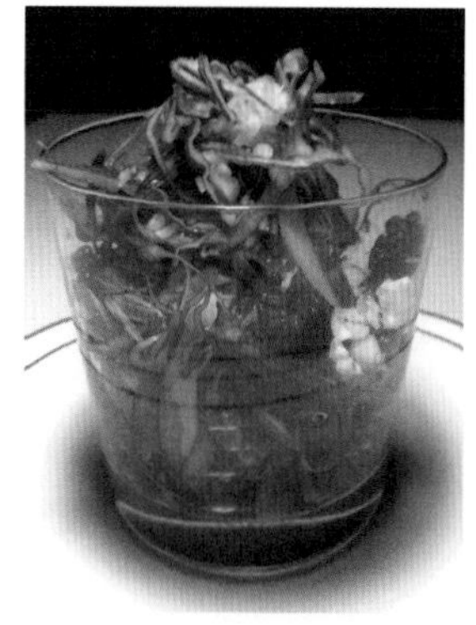

下午茶

蘭姆酒異國水果濃湯

Minestrone de fruits exotiques au rhum blanc

準備時間：15分鐘
份量：4人份

2個柳橙　1個葡萄柚　2個熟透的梨　2個百香果　2個奇異果
1片哈密瓜　1個芒果　200ml蘭姆酒　½個新鮮鳳梨

將柳橙和葡萄柚削去兩頭，接著用刀尖去皮取肉。在沙拉盆上進行操作，以便接住滴下的果汁。芒果、鳳梨、梨、哈密瓜、奇異果去皮，切成片或大塊，放入沙拉盆，避免果汁流失。
將百香果切成兩半，用湯匙把肉挖到沙拉盆中。小心攪拌，避免弄碎水果。
將水果和汁裝在4個深盤中，澆上蘭姆酒。即可品嘗。

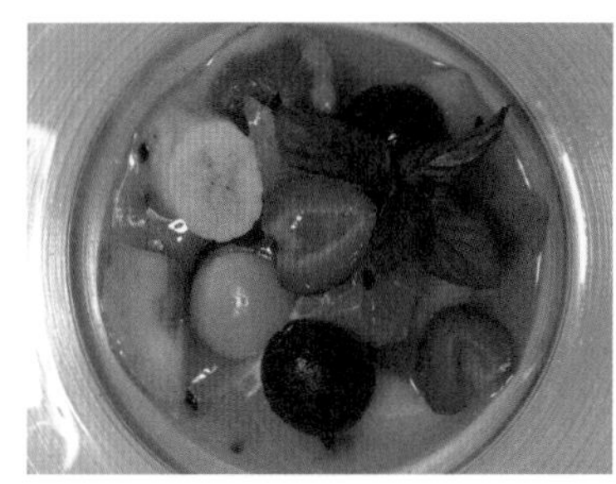

晚餐

鹵鰹魚泥
Tartare de bonite et salade verte

準備時間：35分鐘
份量：4人份

500克鹵鰹　4個蛋黃（先留蛋殼）　100克蔥花　3湯匙碎香芹
3湯匙刺山柑花蕾　1湯匙蘋果酒醋　1湯匙橄欖油　醬油　鹽　胡椒
Tabasco辣醬　傳統法式芥末

用手撕碎鹵鰹魚肉，加鹽、胡椒、油、醋。
在沙拉盆裡，與醬油一起攪拌。
魚肉泥分成4個大球。
食用時，以半個蛋殼取蛋黃，放到魚肉球的頂端。
配上芥末品嘗。推薦傳統芥末。
冷食，可搭配生菜（根據季節選擇，如番茄、黃瓜、小紅蘿蔔）。

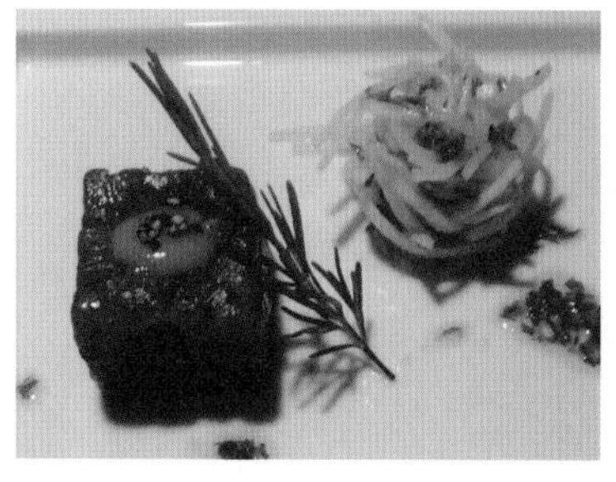

總結

至此，您已經閱讀了我關於飲食和抗老化的最新發現，您也開始實踐我和富有天賦的松尾大廚共同努力制定的食譜，我再次真心感謝大廚對我工作的支持。

我們希望通過完整的30天計畫，使您的每天變得簡單。您已經完全了解了詳細的食譜，並結合了各種先進的烹飪廚具，為您的日常食譜創造奇蹟，使您的飲食生活產生新的快樂。

我們希望已向您展示了飲食是一件愉悅的事，並可以結合很多新事物，同樣的，味覺的喜悅可以和良好的吸收同時並行。

您已經了解到，事實上在整個過程中涉及兩位大廚。一位是掌勺的松尾大廚，另一位則是我們腸胃「屏障」，它同樣在製定「食譜」，給最終的「收件人」選擇有益的食物。因為這個「收件人」同樣也有自己的信條，而細胞是最後一個環節，它也會根據自己的情況來制定食譜。

那麼，該由您來選擇，就行動吧！祝您有個好胃口，身體健康！

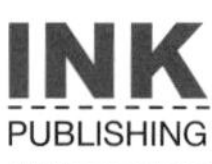

PLUS 2

30天，年輕10歲

30 JOURS, 10 ANS DE MOINS SANS CHIRURGIE

作　　者　蕭　夏
總 編 輯　初安民
責任編輯　施淑清
美術編輯　葉滄焜
校　　對　施淑清　崔宏立

發 行 人　張書銘
出　　版　INK 印刻文學生活雜誌出版有限公司
新北市中和區建一路 249 號 8 樓
電話：02-22281626
傳眞：02-22281598
e-mail : ink.book@msa.hinet.net
網　　址　舒讀網 http://www.sudu.cc

法律顧問　巨鼎博達法律事務所
施竣中律師
總 代 理　成陽出版股份有限公司
電話：03-3589000（代表號）
傳眞：03-3556521
郵政劃撥　19000691 成陽出版股份有限公司
印　　刷　海王印刷事業股份有限公司

港澳總經銷　泛華發行代理有限公司
地　　址　香港新界將軍澳工業邨駿昌街 7 號 2 樓
電　　話　852-27982220
傳　　眞　852-27965471
網　　址　www.gccd.com.hk

出版日期　2010 年 2 月　初版
2015 年 11 月　初版四刷

定價　280 元

ISBN 978-986-6377-06-8

國家圖書館出版品預行編目資料
30天，年輕10歲／蕭夏（Claude Chauchard）著.
--初版.-- 新北市：INK印刻文學,2010.02
面；　公分.--（Plus；2）
譯自：30 jours, 10 ans de moins sans chirurgie
ISBN 978-986-6377-06-8（平裝）
1.老化 2.長生法 3.自我照護 4.通俗作品
411.18　98012193

Salade de fraises et bananes à la gelée de fruits
Carpaccio de dorade à la tahitienne
Endives farcies à la viande
Pruneaux au porto
Tomates farcies au tartare de saumon
Carpaccio de bœuf à la viande des Grisons
Salade de carottes aux champignons et aux noix
Salade de fruits épicée
Thon rouge en croute d'épices
Tomates farcies à l'agneau confit et aux fruits secs
Salade de fruits rouges et son sorbet litchis
Melon au magret de canard
Tartare de poulet au jambon cru
Carpaccio de champignons de Paris
Salade de fruits d'automne
Carpaccio de bar au concombre
Emincé de veau au miel de gingembre
Soufflé d'oranges au Grand Marnier
Carpaccio de bœuf à la trévise
Steak tartare aux anchois
Tartare de rouget au fenouil
Salade de mâche aux champignons
Emincé de dinde au jus de gingembre
Salade printanière
Ananas aux épices
Carottes Vichy
Tomates farcies au tartare de bœuf
Thon grillé au coulis de tomates
Soupe glacée de cerises
Tartare de cabillaud aux fines herbes
Emincé de porc a l'ananas
Ananas gratiné à la menthe
Tartare de thon au curry
Carpaccio de bœuf et légumes au vinaigre
Soupe de fraises au bordeaux blanc sec
Pointes d'asperge et leur queue de langouste
Epinards à la dorade
Poêlée de fruits aux épices
Salade de pissenlit au magret de canard
Carpaccio de bœuf aux champignons
Risotto aux girolles
Poires farcies aux figues

Viande de bœuf et riz aux courgettes
Soupe de pommes aux épices
Carpaccio de gambas
Carpaccio de tomates
Emincé de poulet au citron
Carpaccio de concombre au basilic
Salade d'oranges à la cannelle
Dorade en croute de sel
Salade de soja et jeunes pousses d'épinard
Côtelettes d'agneau à la provençale
Haricots verts à la provençale
Fraises à la cardamome et au fino
Tartare de saumon
Salade de mâche
Tartare de poulet
Tartare de légumes
Salade de poires
Marinade de saumon à la noix de coco
Carpaccio de bœuf aux herbes de Provence
Déclinaison de tartares de légumes
Agrumes rafraîchis au pavot
Bar rôti à l'huile d'olive et au sel de Guérande
Carpaccio de canard au poivre 5 baies
Meli-melo de carottes tièdes
Soupe de fruits rouges à la rhubarbe
Loup en papillote au basilic sauce pistou
Carottes provençales
Brochette de volaille
Risotto aux légumes
Ananas grillé à la noix de coco
Crevettes au basilic
Salade de radis
Blancs de poulet farcis aux pruneaux
Salade de fruits
Carpaccio de cabillaud au pistou et salade verte
Brochettes de boeuf
Salade de fraises au café
Courgettes farcies au tartare de bœuf
Côtes d'agneau en croute d'herbes et pistaches
Salade de cerises
Endives farcies au tartare de thon
Emincé de poulet au gingembre

Salade de fraises et bananes à la gelée de fruits
Carpaccio de dorade à la tahitienne
Endives farcies à la viande
Pruneaux au porto
Tomates farcies au tartare de saumon
Carpaccio de bœuf à la viande des Grisons
Salade de carottes aux champignons et aux noix
Salade de fruits épicée
Thon rouge en croute d'épices
Tomates farcies à l'agneau confit et aux fruits secs
Salade de fruits rouges et son sorbet litchis
Melon au magret de canard
Tartare de poulet au jambon cru
Carpaccio de champignons de Paris
Salade de fruits d'automne
Carpaccio de bar au concombre
Emincé de veau au miel de gingembre
Soufflé d'oranges au Grand Marnier
Carpaccio de bœuf à la trévise
Steak tartare aux anchois
Tartare de rouget au fenouil
Salade de mâche aux champignons
Emincé de dinde au jus de gingembre
Salade printanière
Ananas aux épices
Carottes Vichy
Tomates farcies au tartare de bœuf
Thon grillé au coulis de tomates
Soupe glacée de cerises
Tartare de cabillaud aux fines herbes
Emincé de porc a l'ananas
Ananas gratine à la menthe
Tartare de thon au curry
Carpaccio de bœuf et légumes au vinaigre
Soupe de fraises au bordeaux blanc sec
Pointes d'asperge et leur queue de langouste
Epinards à la dorade
Poêlée de fruits aux épices
Salade de pissenlit au magret de canard
Carpaccio de bœuf aux champignons
Risotto aux girolles
Poires farcies aux figues

Viande de bœuf et riz aux courgettes
Soupe de pommes aux épices
Carpaccio de gambas
Carpaccio de tomates
Emincé de poulet au citron
Carpaccio de concombre au basilic
Salade d'oranges à la cannelle
Dorade en croute de sel
Salade de soja et jeunes pousses d'épinard
Côtelettes d'agneau à la provençale
Haricots verts à la provençale
Fraises à la cardamome et au fino
Tartare de saumon
Salade de mâche
Tartare de poulet
Tartare de légumes
Salade de poires
Marinade de saumon à la noix de coco
Carpaccio de bœuf aux herbes de Provence
Déclinaison de tartares de légumes
Agrumes rafraîchis au pavot
Bar rôti à l'huile d'olive et au sel de Guérande
Carpaccio de canard au poivre 5 baies
Meli-melo de carottes tièdes
Soupe de fruits rouges à la rhubarbe
Loup en papillote au basilic sauce pistou
Carottes provençales
Brochette de volaille
Risotto aux légumes
Ananas grillé à la noix de coco
Crevettes au basilic
Salade de radis
Blancs de poulet farcis aux pruneaux
Salade de fruits
Carpaccio de cabillaud au pistou et salade verte
Brochettes de boeuf
Salade de fraises au café
Courgettes farcies au tartare de bœuf
Côtes d'agneau en croute d'herbes et pistaches
Salade de cerises
Endives farcies au tartare de thon
Emincé de poulet au gingembre